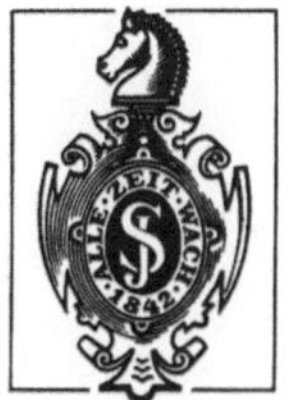

*Symposion veranstaltet von der
Chirurgischen Universitätsklinik Würzburg am 15. 1. 1983*

Die chirurgische Behandlung der Peritonitis

Herausgegeben von Ernst Kern

Mit 57 Abbildungen

Springer-Verlag
Berlin Heidelberg New York Tokyo 1983

Professor Dr. ERNST KERN
Chirurgische Universitätsklinik Würzburg
Josef-Schneider-Straße 2
D-8700 Würzburg

CIP-Kurztitelaufnahme der Deutschen Bibliothek
Die chirurgische Behandlung der Peritonitis:
[Symposion am 15. 1. 1983] / [veranst. von d.
Chirurg. Univ.-Klinik Würzburg]. Hrsg. von
Ernst Kern. – Berlin; Heidelberg; New York;
Tokyo: Springer, 1983.
   ISBN-13: 978-3-540-12431-3   e-ISBN-13: 978-3-642-69112-6
   DOI: 10.1007/ 978-3-642-69112-6
NE: Kern, Ernst [Hrsg.]; Chirurgische Klinik
und Poliklinik ⟨Würzburg⟩

Gesamtherstellung: v. Starck'sche Druckereigesellschaft m.b.H., 6200 Wiesbaden
2124/3130-543210

Vorwort

Die Peritonitis ist nach wie vor ein ungelöstes Problem der Chirurgie. In den
letzten Jahren wurden in Deutschland unterschiedliche Konzepte der Spülung
der Bauchhöhle bei Peritonitis erarbeitet: Die geschlossene Spülung, die offene
dorsoventrale Spülung und zuletzt die programmierte Lavage. Ziel dieses Sym-
posions war es, diese Methoden einander gegenüberzustellen und damit v. a.
dem praktisch tätigen Chirurgen Kenntnisse über diese neuen Möglichkeiten
zu vermitteln. Bewußt wurde dabei nur die *chirurgische* Behandlung der Peritonitis berücksichtigt, die Abhandlung weiterer Gesichtspunkte, z. B. Anästhe-
siologie, hätte den zeitlichen Rahmen gesprengt. Die erstaunlich große Beteili-
gung an dem Symposion zeigte, wie aktuell diese Thematik allerorten einge-
schätzt wird. Vorträge wie Diskussionsbemerkungen dürften ein gutes Bild der
derzeitigen Situation der Peritonitisbehandlung bieten.

Mein Dank gilt außer den Mitarbeitern und Mitarbeiterinnen der Chirurgischen Universitätsklinik Würzburg, die das Symposion mit vorbereitet haben,
auch den pharmazeutischen Firmen, welche diese Veranstaltung ermöglichten.

Würzburg, September 1983   ERNST KERN

Inhaltsverzeichnis

Mitarbeiterverzeichnis

Die Anschriften sind jeweils bei Beitragsbeginn angegeben

Pathophysiologie der Peritonitis aus chirurgischer Sicht

E. H. Farthmann, G. Ruf und U. Schöffel*

„Vor Allem müssen wir uns eingestehen, daß uns eine so genaue Kenntnis der Aetiologie und Pathologie der infectiösen Peritonitis, wie wir sie für unsere Zwecke brauchen, noch fehlt" [22] (v. Mikulicz 1889).

Begrifflich ist bei der bakteriellen Peritonitis die primäre von der sekundären Form zu unterscheiden (Tabelle 1). Die primäre Peritonitis mit ihren verschiedenen Entstehungswegen ist heute außerordentlich selten geworden und seit Einführung der Antibiotikatherapie aus chirurgischer Sicht von untergeordneter Bedeutung. Die sekundäre Form, die durch Perforation oder postoperativ zustande kommt, verdient hingegen höchste Aufmerksamkeit, da sie auch heute noch mit einer hohen Letalität behaftet ist.

Morphologie und Funktion des Peritoneums

Das Peritoneum hat im rasterelektronenmikroskopischen Bild eine glatte Oberfläche (Abb. 1). Unter dem einschichtigen Endothel liegt das submesotheliale Bindegewebe mit seinen Blutgefäßen, nervalen Strukturen und Lymphgefäßen. Da diese Gewebe eine gemeinsame Funktion haben, ist das Peritoneum als ein Organ anzusehen.

Tabelle 1. Systematik der bakteriellen Peritonitis

- Primäre Peritonitis
    hämatogen
    lymphogen
    aszendierend
    kontagiös
    transmural

- Sekundäre Peritonitis
    Perforation
    postoperativ

- Lokale Peritonitis (Abszeß, Empyem, Fistel)

- Diffuse (freie, allgemeine, progrediente) Peritonitis

* Chirurgische Universitätsklinik, Hugstetter Straße 55, D-7800 Freiburg

Die chirurgische Behandlung der Peritonitis
(Hrsg. v. E. Kern)
© Springer-Verlag Berlin Heidelberg 1983

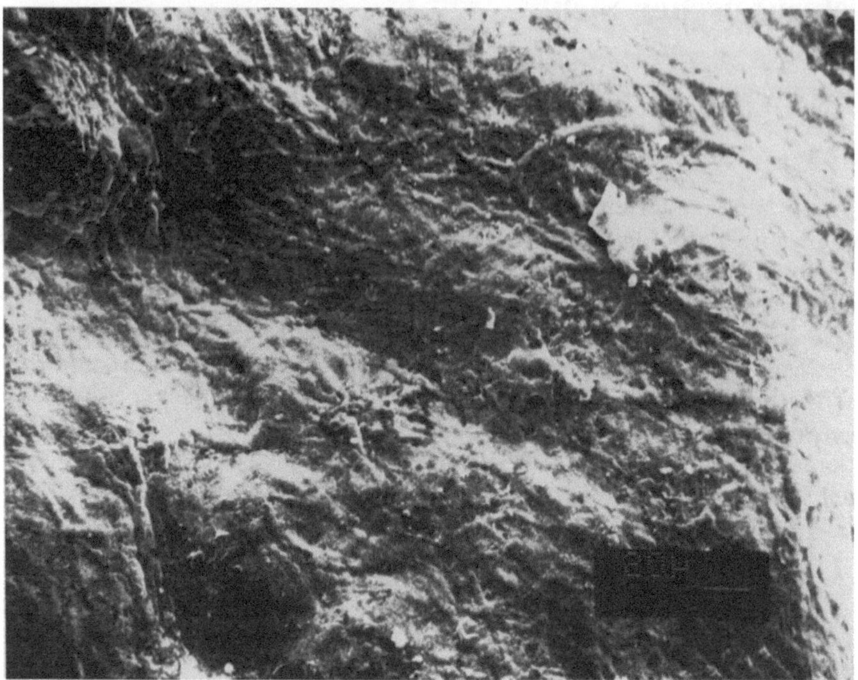

Abb. 1. Rasterelektronenmikroskopische Aufnahme des Peritoneums unmittelbar nach Entfernung und Aufbringen auf einen trockenen Gelatinefilm: glatte Oberfläche des Mesothels

Die Peritonealhöhle stellt den größten extravasalen Raum des Körpers dar. Ihre Oberfläche von ca. 2 m^2 entspricht der Körperoberfläche des Erwachsenen. Sie enthält normalerweise bis zu 50 ml klare Flüssigkeit mit einem spezifischen Gewicht < 1016 und einem Eiweißgehalt von 3 g/l, in erster Linie Albumin. Diese Flüssigkeit enthält kein Fibrinogen und < 3000 Zellen/mm^3, vorwiegend Makrophagen und Lymphozyten, vereinzelt Eosinophile, Mastzellen und Mesothelzellen.

Funktionell ist die peritoneale Oberfläche als eine semipermeable Membran für die Diffusion von Wasser und niedermolekularen Bestandteilen anzusehen. Im Rahmen der entzündlichen Reaktion des Peritoneums ist die Fähigkeit zum Stofftransport von vorrangiger Bedeutung. Dabei ist zwischen dem Transport kolloidaler Partikel sowie größerer geformter Bestandteile zu unterscheiden.

Der Transport kleinerer Partikel erfolgt durch Mikropinozytose [26]. Elektronenmikroskopisch finden sich in den Mesothelzellen neben den gewöhnlichen Zellorganellen zahlreiche Bläschen unterschiedlicher Größe, die teils von glatten, teils von rauhen, mit Ribosomen besetzten Membranen begrenzt werden. Diese Vesikel sind in der Regel gleichmäßig im Zytoplasma

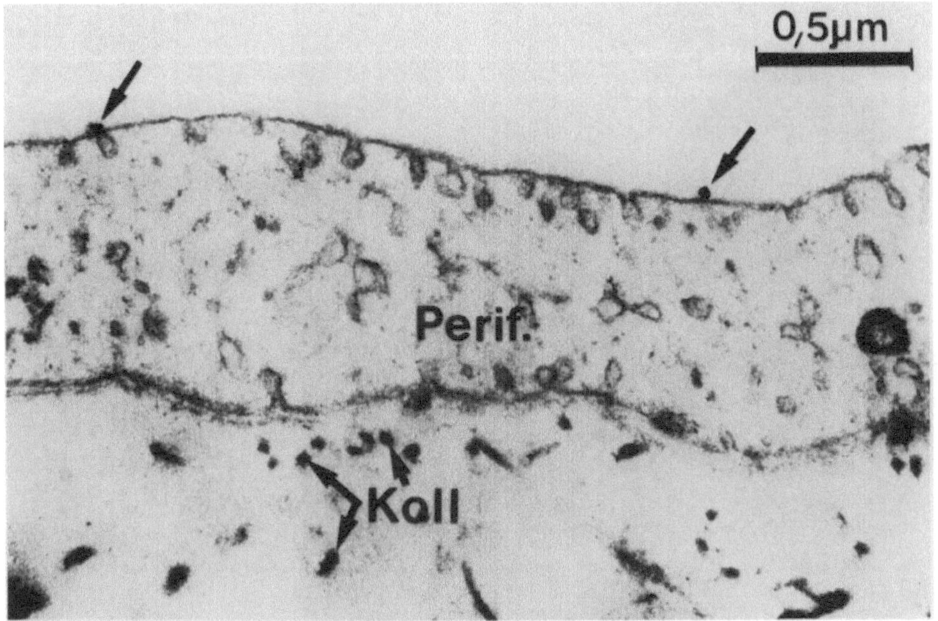

Abb. 2. Peritonealzelle nach intraabdomineller Injektion von Goldsol. Goldpartikel *(Pfeile)* unmittelbar bei Anlagerung an die Zelle und vor einer taschenförmigen Invagination. Elektronenmikroskopische Aufnahme, Vergr. 1:7000 (aus [27])

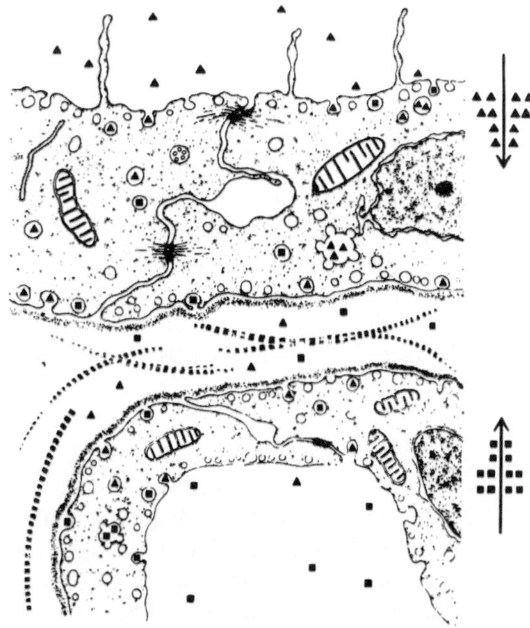

Abb. 3. Schema des gegensinnigen Stoffverkehrs durch Zytopempsis zwischen einer serösen Höhle und einem Blutgefäß. *Oben* mesotheliale Deckzellen, *unten* Kapillare. Die *Pfeile rechts* sind von Symbolen für Substanzen umgeben und weisen auf Richtungen der entgegengesetzten zytopemptischen Passage hin (aus [26])

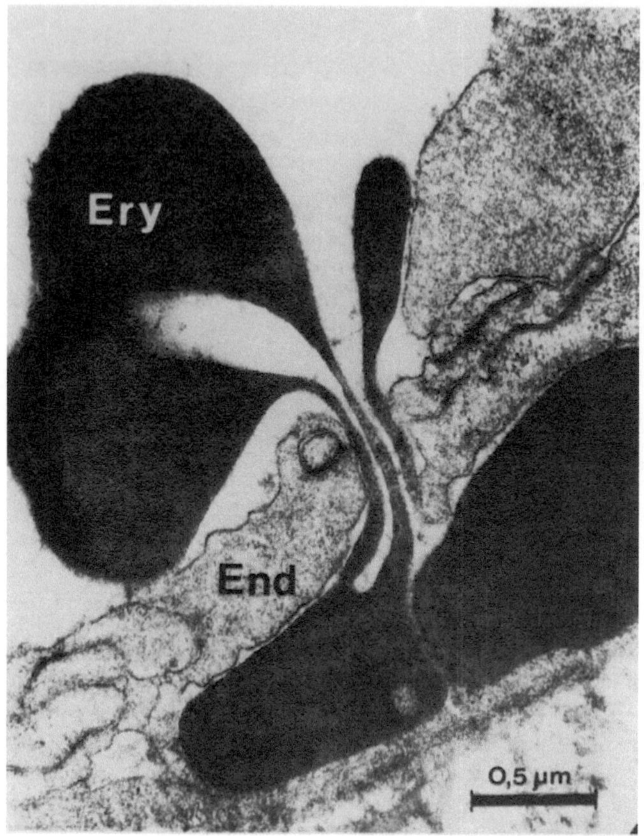

Abb. 4. Passage eines Erythrozyten durch den Interzellularspalt des Endothels. Elektronenmikroskopische Aufnahme, 1:3400 (aus [9])

der Zellen verteilt, z. T. gegen die Zellober- und -unterfläche sowie gegen den Interzellularspalt taschenförmig geöffnet (Abb. 2).

In der zeitlichen Dimension wird der Austausch von Substanzen zwischen dem Blut und der serösen Höhle als Zytopempsis bezeichnet [27]. Die Passage erfolgt ausschließlich transzellulär. Innerhalb weniger Minuten werden Partikel von den Deckzellen pinozytiert und in den subserösen Raum abgegeben. Die dynamische Betrachtung dieses Vorgangs zeigt einen kontinuierlichen, transzellulären Strom pinozytotischer Bläschen und ist ein Ausdruck der Aktivität des Mesothels (Abb. 3). Blutzellen passieren das Mesothel i. allg. im Bereich der Interzellulärspalten (Abb. 4) [9].

Die Peritonealhöhle wird ständig von Flüssigkeit durchströmt. Der Abstrom aus der Bauchhöhle erfolgt rasch und erreicht hohe Volumina. Experimentell konnten am Kaninchen intraperitoneal injizierte Erythrozyten innerhalb 1 min in der peripheren Zirkulation nachgewiesen werden. Das Peritoneum vermag in 1 h 8% des Körpergewichts an Flüssigkeit zu resorbieren [14]. Der Flüssigkeitsaustausch ist durch zahlreiche Agenzien wie Pankreasenzyme, Galle,

Abb. 5. Darstellung der lymphatischen Lakunen an der peritonealen Zwerchfellunterfläche: Über den Lymphgefäßen sind zwischen den Peritonealzellen Stomata angeordnet, die mit den Öffnungen der darunterliegenden Basalmembran korrespondieren (aus [10])

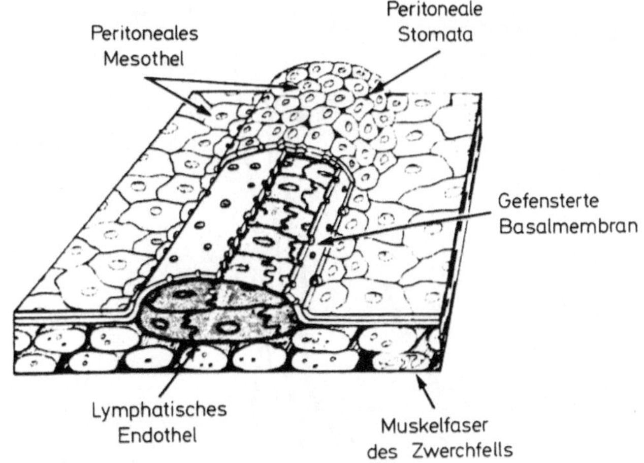

Magensaft, Erhöhung der Splanchnikusdurchblutung beeinflußbar, insbesondere wird er durch die Mediatoren der Entzündung gesteigert.

Die Resorption der Flüssigkeit erfolgt im wesentlichen in den lymphatischen Lakunen des Peritoneums an der Zwerchfellunterfläche (Abb. 5). Feingeweblich finden sich in diesem Bereich zwischen den Mesothelzellen Stomata mit einem Durchmesser von 8−12 μm. Bakterien mit einer Größe von 0,5−1 μm können also ohne weiteres absorbiert werden. Die weitere Drainage erfolgt über die retrosternalen Lymphwege und den Ductus thoracicus. In diesen Strukturen können bei Patienten mit Peritonitis Bakterien nachgewiesen werden [10].

Der Flüssigkeitsabstrom wird durch die Zwerchfellbewegung gefördert: Dehnung des Zwerchfells führt zu einem schnellen Flüssigkeitseinstrom durch die Stomata, Kontraktion zu einer Entleerung in die efferenten Lymphgänge entsprechend dem niedrigeren intrathorakalen Druck. Ein Rückstrom während der Exspiration wird durch ein Klappensystem verhindert.

Die Parese des Zwerchfells führt zur Verminderung der Resorptionsleistung, intraabdominelle Druckerhöhung beschleunigt sie. Der Wegfall der spontanen Ventilation beim relaxierten Patienten vermindert die peritoneale Clearance. Eine Überdruckbeatmung mit postivem intrathorakalem Druck, wie sie bei Peritonitispatienten nicht selten erforderlich ist, führt zu einer Minderung des Lymphflusses und damit zu einer Herabsetzung der peritonealen Clearance.

Als Folge dieser Vorgänge läßt sich eine gerichtete Flüssigkeitszirkulation in der Bauchhöhle nachweisen (Abb. 6). Der gesamte Oberbauch sowie die parakolischen Rinnen werden nach kranial drainiert, der Unter- und Mittelbauch in das kleine Becken. Es ist offensichtlich, daß diese gerichtete peritoneale Zirkulation das Auftreten und den Prädilektionsort intraabdomineller Abszesse erklärt [1].

Das Ausmaß der Flüssigkeitsverschiebungen in das Peritoneum wird durch eine einfache Rechnung verdeutlicht [12]. Bei einer Oberfläche von 2 m^2 und

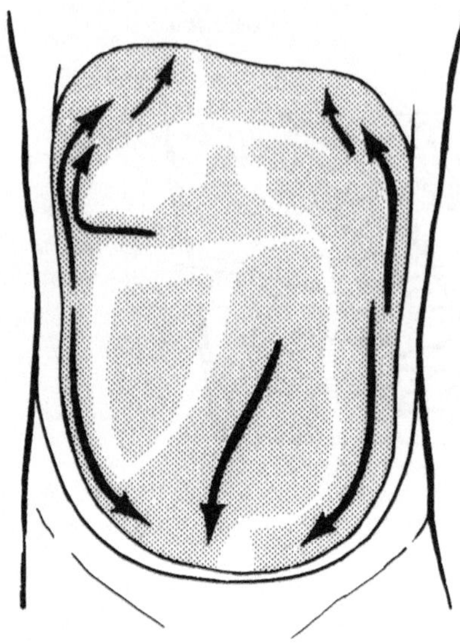

Abb. 6. Flüssigkeitszirkulation in der Peritonealhöhle: Durch Zwerchfellbewegung entsteht ein Flüssigkeitsstrom nach kranial. Die Substanzen werden über die diaphragmalen Lymphgefäße absorbiert. Flüssigkeitsstrom nach kaudal bei aufrechter Position mit Absorption über das kleine Becken

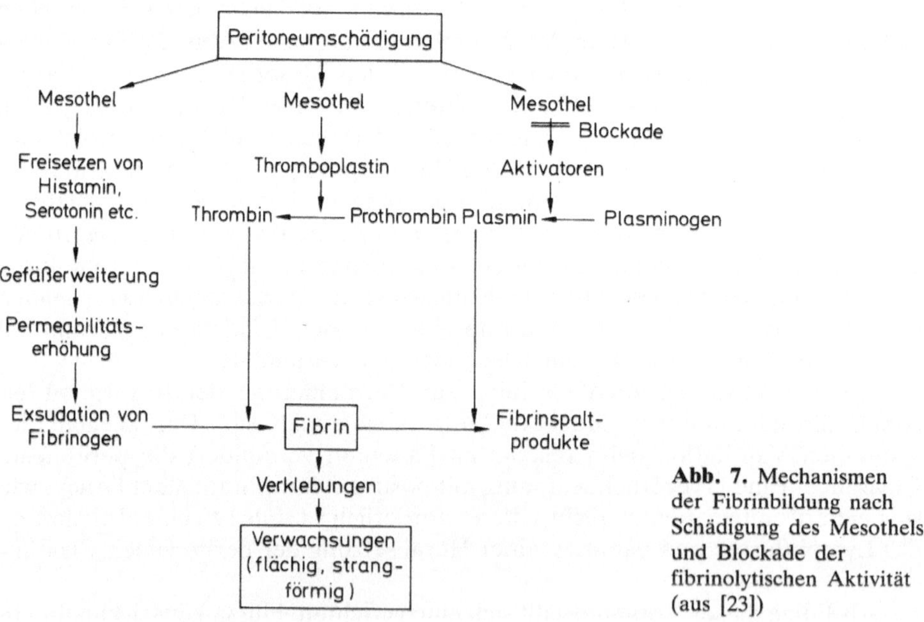

Abb. 7. Mechanismen der Fibrinbildung nach Schädigung des Mesothels und Blockade der fibrinolytischen Aktivität (aus [23])

der angenommenen Dicke eines Ödems von 2 mm errechnet sich ein Flüssigkeitsverlust von 4 l. Das entspricht vier Fünftel der zirkulierenden Flüssigkeit. Diese Rechnung erklärt die initiale Schocksymptomatik jeder akuten Peritonitis, die unter diesem Volumenaspekt einer Verbrennung von 50% der Körperoberfläche entspricht.

Pathophysiologie der Peritonealschädigung

Die Abläufe von der unspezifischen Peritoneumschädigung zur fibrinösen Reaktion und schließlich zu fibrösen Verwachsungen zeigen, daß Reaktionen des Peritoneums ambivalent sein können (Abb. 7) [13, 23]. Das Mesothel reagiert auf die Schädigung mit der Freisetzung von Mediatoren der Entzündung, die zu einer konsekutiven Gefäßerweiterung, einer Permeabilitätserhöhung und schließlich zu einer Exsudation von Fibrinogen führen. Aus dem Fibrinogen entsteht unter dem Einfluß des gleichfalls vom Mesothel gebildeten Thrombins Fibrin. Normalerweise besteht ein Gleichgewicht zwischen der Fibrinbildung und der Fibrinolyse. Aus dem Mesothel stammende Aktivatoren wandeln Plasminogen in Plasmin um, das für eine lokale Fibrinolyse sorgt. Der Entzündungsreiz ist einer der Mechanismen, die die Aktivierung von Plasminogen zu Plasmin blockieren. Dadurch wird das ausgeschwitzte Fibrin nicht lysiert, sondern durch Fibroblasten in flächige oder strangförmige Verwachsungen umgewandelt (Abb. 8a–d).

Die peritoneale Kontamination mit Bakterien entspricht in ihrem phasenhaften Ablauf den Grundregeln einer entzündlichen Reaktion mit Alteration, Kreislaufstörung, Exsudation und schließlich Proliferation. Die Abläufe sind auf eine Elimination der Bakterien gerichtet (Abb. 9). Sie treten vorwiegend im Gefäßbindegewebe mit dem Ziel der Reizelimination bzw. Neutralisation auf. Die Gefäßreaktion mit gesteigerter Permeabilität, Exsudation und Fibrinbildung führt zur Lokalisation des entzündlichen Prozesses. Die Komplementaktivierung leitet zusammen mit dem Austreten von Leukozyten und der Opsonierung die Phagozytose ein.

Das Endothel vermittelt die entzündliche Reaktion (Abb. 10a, b). Es ist Angelpunkt der gesamten Infektabwehr und schließlich auch der systemischen Reaktion auf eine Peritonitis. Aus dem Gewicht des Endothels, das mit 8 kg jedes Organ des menschlichen Körpers übertrifft, wird seine zentrale Bedeutung für die Infektabwehr deutlich.

Im zeitlichen Ablauf der entzündlichen Gefäßreaktion setzt nach einer kurzen initialen Vasokonstriktion bereits in Sekunden die Vasodilatation ein. Nach wenigen Minuten kommt es zur Ausbildung des Ödems, nach einigen Stunden zum Austreten von Granulozyten und Fibrin. Infektspezifische Zellen sind nach 1–2 Tagen nachweisbar. Anschließend beginnt das Stadium der Proliferation, Faserbildung und Vernarbung.

Die Pathomechanismen der akuten Entzündung bei der Peritonitis sind in Abb. 11 zusammengefaßt. Die Grundphänomene sind Vasodilatation, Leukozytenaktivierung, Permeabilitätssteigerung und Zirkulationsstörung [4, 11, 28].

Zur Prüfung der humoralen peritonealen Reizantwort haben wir bei Patienten mit peritonealer Dauerspülung wegen Peritonitis die Spülflüssigkeit untersucht und die fraktionelle peritoneale Proteinclearance berechnet (Abb. 12). Aus den Ergebnissen kann man auf eine erhöhte Durchlässigkeit des Peritoneums für großmolekulare Proteine bei der Peritonitis, d. h. auf eine lokale Antikörperproduktion schließen [8].

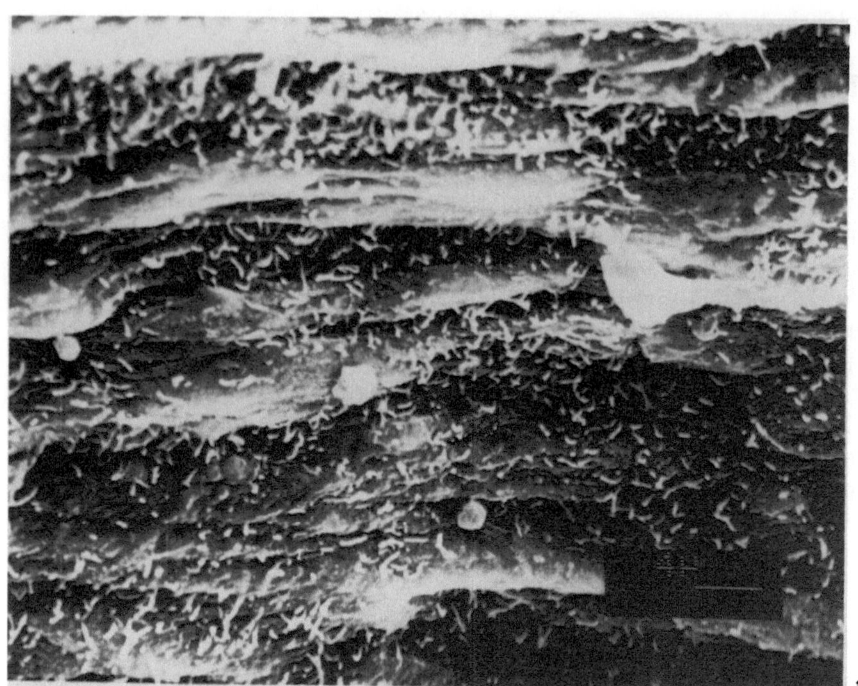

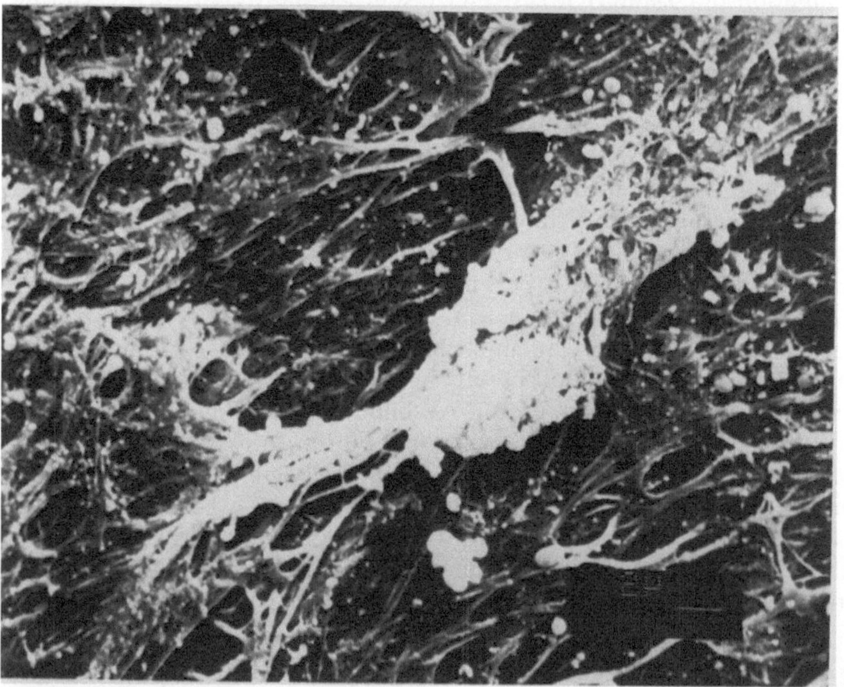

Abb. 8a—d. Rasterelektronenmikroskopische Aufnahmen der Reaktion des Mesothels auf einen Entzündungsreiz: Ausbildung von Mikrovilli **(a)** mit nachfolgender Auflockerung des Mesothelbesatzes und Austritt mononukleärer Zellen **(b)**. Ablagerung von Fibrin neben diese Zellen **(c)** und Bedeckung der gesamten Oberfläche des Peritoneums mit diesen Zellen, ihren Ausläufern und einem dichten Flechtwerk von Fibrin **(d)**

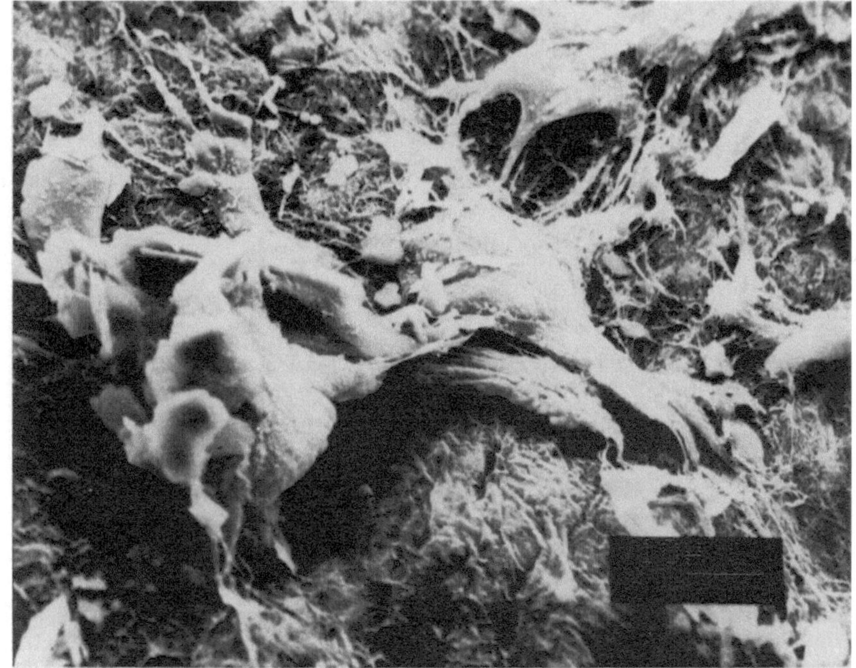

c

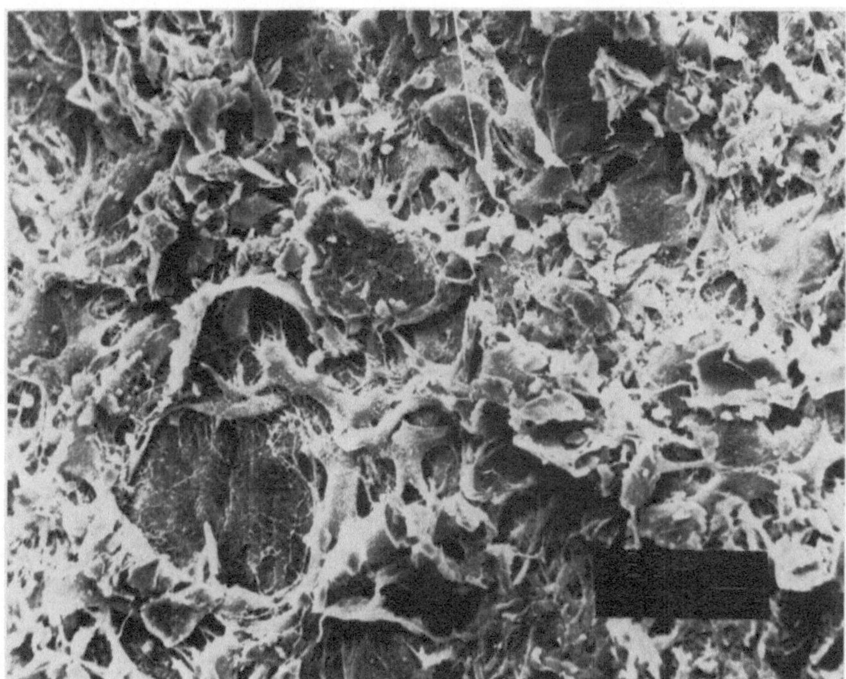

d

                                                            E. H. Farthmann et al.

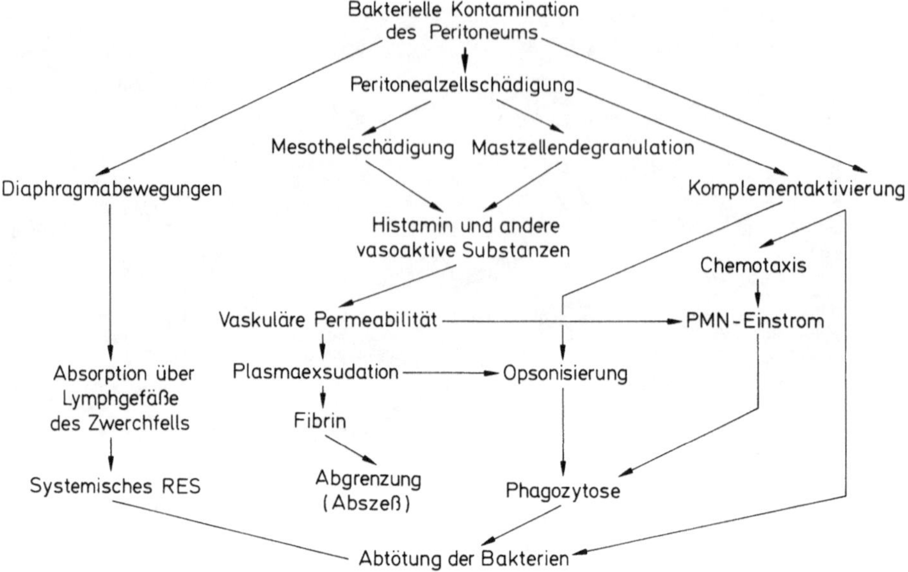

Abb. 9. Peritoneale Reizantwort nach bakterieller Kontamination: prinzipielle Bedeutung der Diaphragmabewegungen für die Absorption aus der Peritonealhöhle. Abtötung der Bakterien in situ durch Einstrom von Phagozyten. Abgrenzung des entzündlichen Prozesses durch Fibrinablagerungen, wobei eine Interferenz mit der peritonealen Clearance und der Phagozytose entsteht, aus der eine Abszeßbildung resultieren kann (aus [1])

Die Opsonierung als Voraussetzung der bakteriellen Phagozytose hat in der letzten Zeit vermehrt klinisches Interesse gefunden. Neben den unspezifischen Komplementkomponenten scheint dem Fibronektin, einem α-2-SB-Glykoprotein eine besondere Bedeutung für die Inaktivierung von Mikroorganismen zuzukommen. Fibronektin besitzt auf seiner Oberfläche zahlreiche Bindungsstellen, die es zur Adhäsion und Oposonierung von Bakterien, Gerinnungsprodukten und Faserelementen befähigen [7]. Im Organismus tritt das Fibronektin perizellulär als Matrixfibronektin und im Plasma als lösliches Fibronektin auf. Die gebundene Form hat im wesentlichen die Aufgabe eines Adhäsionsproteins und ist besonders in Regionen der Gewebsneubildung zu finden. Der Verlust bedeutet eine Störung· der Zellstruktur, wodurch Beziehungen zur Tumorpathogenese deutlich werden. Das lösliche Fibronektin hat vorwiegend die Aufgabe des Opsonins [19]. Die Bindung vom Membranfragmenten, Fibrinaggregaten, Bakterien, Mikroaggregaten und Immunkomplexen ist Voraussetzung für die Phagozytose durch fixe und mobile Zellen des RES.

Im septischen Schock ist die Fibronektinkonzentration herabgesetzt. Ursachen sind in erster Linie der gesteigerte Verbrauch bei der Opsonierung und der proteolytische Abbau durch Proteasen aus Leukozyten und Bakterien

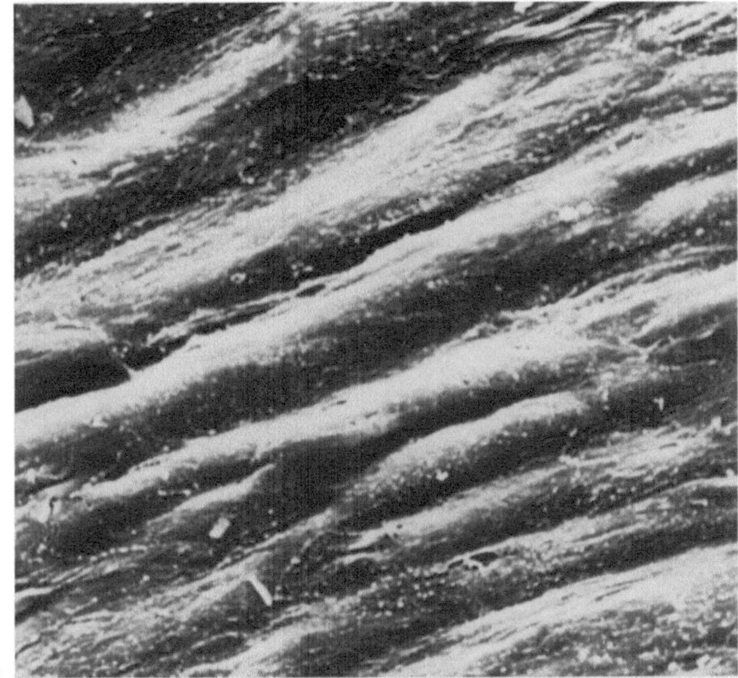

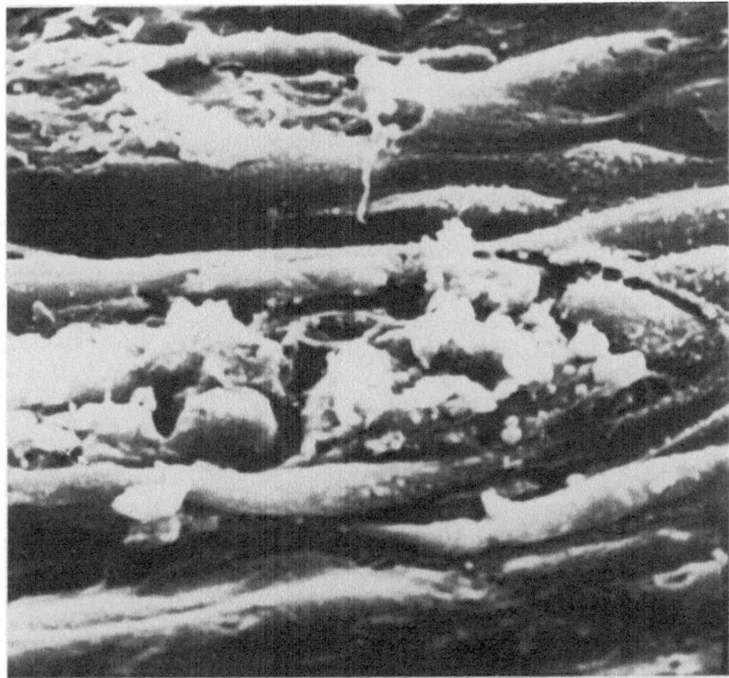

Abb. 10a, b. Rasterelektronenmikroskopische Aufnahmen des Endothels: Normales Endothel der Aorta **(a)** und Reaktion auf septischen Insult im Endotoxinschock **b**

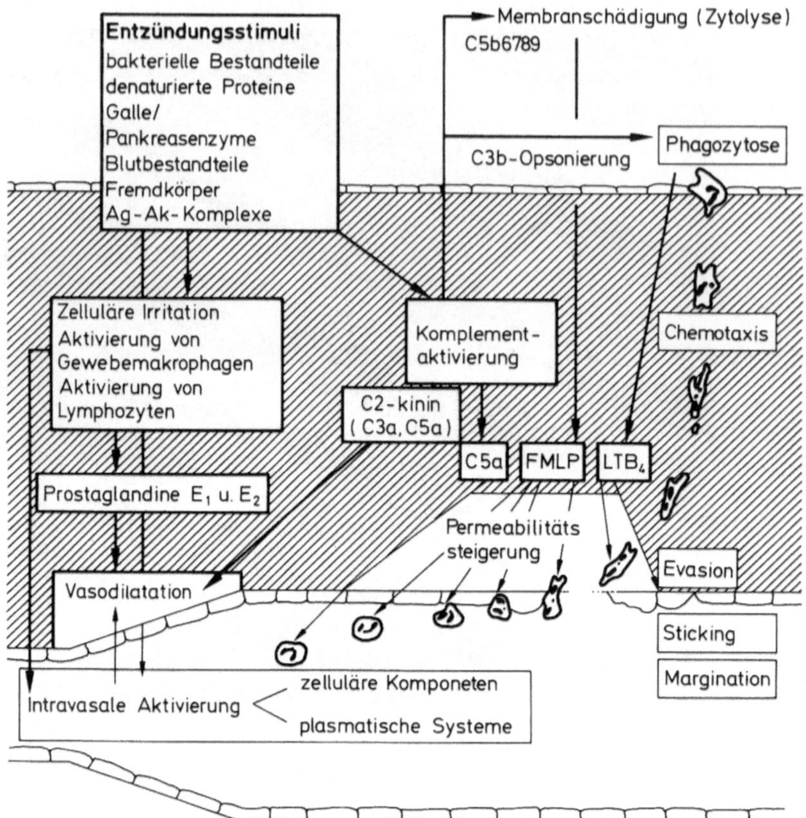

Abb. 11. Pathomechanismen der akuten Entzündung am Peritoneum (peritoneales Bindegewebe zwischen intraperitonealem Raum *oben* und Gefäßlumen *unten*). Irritation bzw. Aktivierung von Zellen im peritonealen Interstitium führt über eine Steigerung der lokalen PG-Synthese und eine intravasale Aktivierung plasmatischer Systeme zur Vasodilatation. Mediatoren (C5a) diffundieren in das Gefäßlumen und aktivieren dort Neutrophile und Monozyten. Margination, Sticking und, nach Evasion, Chemotaxis sind Voraussetzung für die phagozytäre Funktion dieser Zellen. Bakterielle Spaltprodukte (f-Met-Leu-Phe) und/oder Sekretionsprodukte phagozytierender Makrophagen (Leukotrien B4) wirken aktivierend entsprechend einem positiven Feedback. Leukozytäre Evasion und Vasodilatation sind die wesentlichen Voraussetzungen der Permeabilitätssteigerung

bei gleichzeitig herabgesetzter Synthese [20]. Durch negative Rückkoppelung wird der Schockzustand aufrechterhalten, insbesondere durch Störung der Infektabwehr, Fortschreiten der Lungenfunktionsstörung, Beeinträchtigung der RES-Funktion und anhaltende Verbrauchskoagulopathie.

Klinisch konnte gezeigt werden, daß die Überlebensrate von Kranken mit hohen Konzentrationen opsonierender Faktoren signifikant besser war als bei solchen mit niedrigen [2]. Erste klinische Anwendungen von Fibronektin durch Gabe von Kryopräzipitat haben eindrucksvolle Besserungen der Lungenfunktion im septischen Schock gezeigt [18].

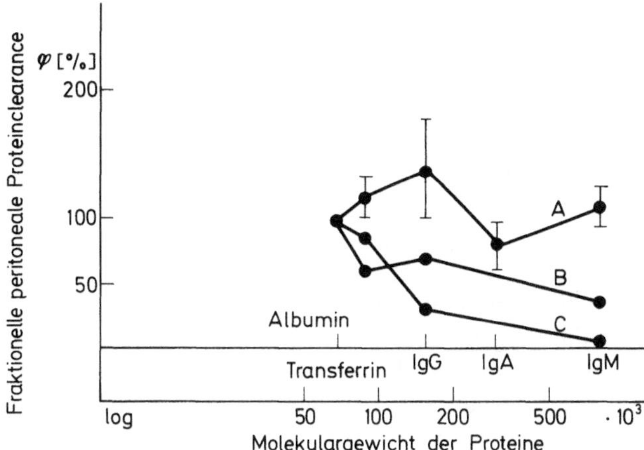

Abb. 12. Fraktionelle peritoneale Proteinclearence

$$\varphi\ [\%] = \frac{\text{Clearance}_{\text{Protein}} \cdot 100}{\text{Clearance}_{\text{Albumin}}}$$

bei Patienten mit peritonealer Dauerspülung *(A)*. Zum Vergleich fraktionelle Clearance bei Aszites *(B)* und fraktionelle Clearance bei Proteinurie *(C)* (aus [8])

Klinische Pathophysiologie bei Peritonitis

Die klinisch manifeste Peritonitis ist Folge des Eindringens von Mikroorganismen in das Peritoneum und adjuvanter Faktoren. Im allgemeinen sind dies bereits vorhandene körpereigene Substanzen und solche, die als Folge der beginnenden Peritonitis entstehen. Fibrin vermag einerseits die Quelle der Infektion zu verschließen, andererseits kann es durch Besiedelung mit Bakterien den Infekt unterhalten. In ähnlicher Weise wirken auch nekrotisches Gewebe, Magenschleim, Gallensalze und sterile Fäzes.

Experimentell konnte gezeigt werden, daß die Kontamination der Bauchhöhle mit Escherichia coli nicht zu einer diffusen Peritonitis führt, da die Mikroorganismen rasch eliminiert werden. Bei Vorhandensein von Hämoglobin steigt die Bakterienzahl gegensinnig steil an [10]. Dies entspricht der klinischen Erfahrung, daß Blutreste im Abdomen das Angehen einer Infektion begünstigen. Dem liegt eine Interferenz von Hämoglobin mit der Chemotaxis und Phagozytose der neutrophilen Leukozyten zugrunde. Die Kombination von Hämoglobin und Fibrin ist besonders wirksam. Sie behindert sowohl die Opsonierung wie die Phagozytose. Das Fibrin wird daher für den 2phasigen Verlauf einer Peritonitis verantwortlich gemacht, bei dem dem Stadium der diffusen Entzündung ein zweites der Abszeßbildung mit davon ausgehender erneuter Sepsis folgt.

Eine unterstützende Wirkung bei der Entstehung einer Peritonitis hat der bakterielle Synergismus, der das Überleben der Keime in der Peritonealhöhle fördert. Die diskutierten Mechanismen sind die Bildung eines Wachstumsfaktors durch ein Bakterium für eine andere Spezies, die Sekretion eines Schutzstoffs gegen Abwehrmechanismen des Wirts und die Bildung eines die Vermehrung anderer Spezies begünstigenden Milieus [1].

Es ist bemerkenswert, daß die diffuse Peritonitis bis vor etwa 100 Jahren kein chirurgisches Krankheitsbild war. Nach Überwindung der Vorstellung, daß der Eintritt von Luft in die Bauchhöhle entzündungserregend sei, wurde über erste Erfahrungen mit der Laparotomie bei diffuser Peritonitis berichtet [29]. Die damaligen therapeutischen Vorschläge entsprachen den pathophysiologischen Kenntnissen der Zeit. Unbestritten war die sofortige Operation, weitere adjuvante Maßnahmen standen praktisch nicht zur Verfügung. Die Fowler-Rehn-Lagerung schien der einzige Weg zu sein, dem unaufhaltsamen Fortschreiten der Infektion Einhalt zu gebieten. Die weiteren Maßnahmen, auch Ochsner-Behandlung genannt, bestanden in Nulldiät, Magenspülung mit warmem Wasser, Klysmen als Flüssigkeitszufuhr, der Gabe von Morphium und heißen Bauchwickeln [15].

In der Folgezeit wuchsen die pathophysiologischen Kenntnisse um die Folgen der Peritonitis für den Gesamtorganismus. Diese Mechanismen führen über die Entgleisung von Regelkreisen letztlich sämtlich über den Schock zum Tode [12].

Im Ablauf der Generalisierung der Bauchfellentzündung werden praktisch alle Regulationssysteme des Organismus betroffen. Die Reaktionen sind kardiopulmonal, renal, hämatologisch, metabolisch und auch neurologisch. Dieses multiple Organversagen resultiert nicht allein aus dem Spontanverlauf der Peritonitis. Es ist vielmehr Folge der Interaktion von Primärerkrankung und supportiven Maßnahmen, durch die Peritonitiskranke lange genug überleben, um in diesen Zustand zu gelangen. Der Beginn dieses komplexen Zustandsbildes ist oft larviert und schwer zu erkennen. Am Anfang steht meist eine diskrete Störung des Gasaustausches in der Lunge, dann folgen Zeichen der Leberinsuffizienz, Streßblutungen und Nierenversagen.

Die Reaktionen auf den septischen Insult sind auf eine Erhaltung von zellulären Funktionen gerichtet, damit initial protektiv, später aber kausal für das sequentielle Organversagen. In diesem Sinne ist das Organversagen Ausdruck einer systemischen Interaktion von Produkten der bakteriellen Infektion und Gewebselementen des Wirts. Sie wird vermittelt durch Nebenprodukte der Immunantwort, des Gerinnungsprozesses, der Aktivierung des Komplementsystems und einer Vielzahl von zellulären und humoralen Mediatoren.

Der verbindende pathophysiologische Befund ist die Mikrozirkulationsstörung, möglicherweise auf dem Boden einer geänderten mikrovaskulär-interstitiellen Flüssigkeitsbilanz. Ausdruck dieser Störung ist die Ödembildung. Die Mikrozirkulationsstörung ist Folge eines RES-Versagens, also letztlich einer quantitativen Imbalanz zwischen bakterieller Aggression und Abwehrmechanismen [24]. Das Versagen der Mikrozirkulation ist die kardinale Manifestation des Organversagens. Es bedeutet die Unmöglichkeit, das vorhandene intrava-

Abb. 13. Summarische Muskel-pO$_2$-Histogramme nichtseptischer *(unten)* und septischer Intensivpatienten *(oben)*. Muskel-pO$_2$ in mm Hg und kPa gegenüber der Häufigkeit der in den einzelnen Klassen gemessenen Werte in % mittlerer Muskel-pO$_2$ (aus [17])

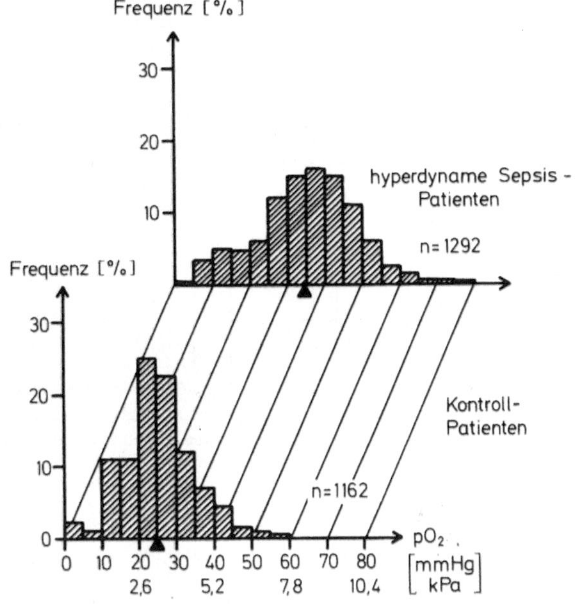

sale Volumen für eine adäquate Perfusion und Oxygenierung der Gewebe zu nutzen. Diese Läsion der Mikrozirkulation ist Folge eines kombinierten vaskulären, zellulären und subzellulären Zusammenbruchs.

Das Versagen der Mikrozirkulation kann beispielhaft an Messungen des Sauerstoffdrucks im Skelettmuskel von Patienten mit hyperdynamem septischem Schock dargestellt werden (Abb. 13). Diese Messungen objektivieren den Befund des „warmen Schocks". Die Patienten haben bei trockener, geröteter Haut und vermehrter Durchblutung des Skelettmuskels eine komplexe Störung der Mikrozirkulation [17]. Für die pathologisch erhöhte Sauerstoffversorgung der Gewebe im hyperdynamen septischen Schock werden verschiedene Mechanismen diskutiert: vasomotorische Dysregulation, pathologisch erhöhter Metabolismus durch gesteigerte Substratanforderungen und multiple Stoffwechselstörungen auf mitochondrialer Ebene mit gestörter Sauerstoffutilisation [3, 5, 6, 21, 25].

In eigenen Untersuchungen fanden wir die Konstellation der Verbrauchskoagulopathie, des Nierenversagens und der vasomotorischen Dysregulation v.a. bei der postoperativen Peritonitis. Bei der Analyse der zeitlichen Sequenz ergaben sich unter den objektivierbaren Befunden die nicht durch Volumenmangel erklärbare Tachykardie und der in der Gerinnungsanalyse nachweisbare Verbrauch als wichtige Frühzeichen.

Wenn es gelingt, den peritonitischen Prozeß durch den ersten Eingriff zu beherrschen, überleben die meisten Patienten. Bei der postoperativen Peritonitis ergeben sich wesentlich ungünstigere Ergebnisse. Das kann seine Ursache nicht nur in der schwierigen und damit oft verspäteten Erkennung haben. Die pathophysiologischen Überlegungen führen zu dem Schluß, daß diese Kranken

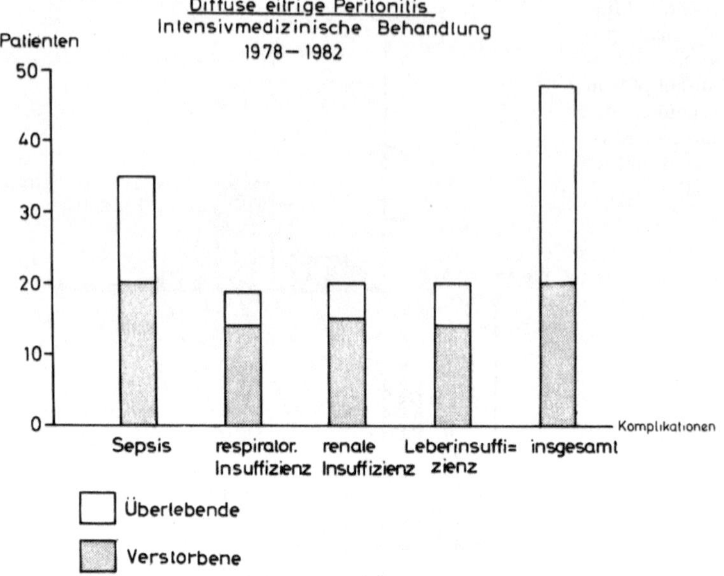

Abb. 14. Organversagen bei Peritonitis: Häufigkeit und Letalität der Insuffizienz einzelner Organe bei Patienten mit·Peritonitis ($n = 48$)

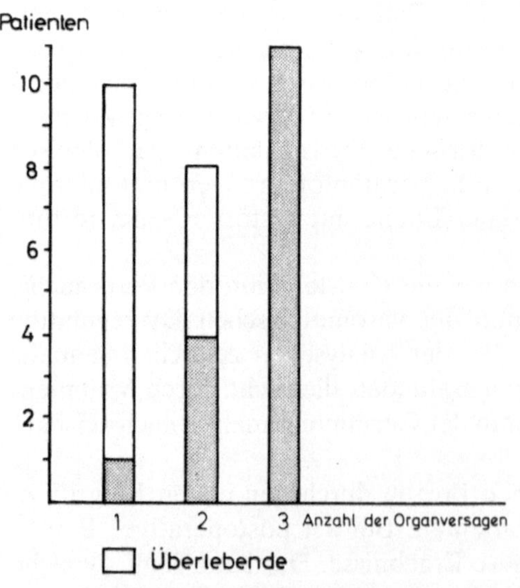

Abb. 15. Multpiles Organversagen bei Peritonitis: Letalität in Abhängigkeit der Anzahl betroffener Organe ($n = 48$)

ihr Abwehrpotential erschöpft haben. Diese Annahme wird durch eine Zusammenstellung von Patienten mit Organmanifestationen unterstützt. Respiratorische und renale Insuffizienz haben die schlechteste Prognose (Abb. 14). Zwischen der Sterblichkeit und der Zahl der versagenden Organsysteme besteht eine direkte Korrelation (Abb. 15).

Die Analyse der vorhandenen Kenntnisse sowie die theoretischen Überlegungen zur Pathophysiologie der Peritonitis zeigen, daß die Peritonitis ein Prozeß ist, der nach Überwindung der körpereigenen Abwehr unaufhaltsam fortschreitet. Somit müssen alle Bemühungen auf die Wiederherstellung dieser defensiven Mechanismen gerichtet werden, wenn es nicht gelingt, die Peritonitis in einem kurablen Stadium chirurgisch zu heilen. Patholophysiologisch entspricht der Ablauf der Peritonitis einer Kaskade: Einmal angestoßen, läuft sie mit zunehmender Dynamik ab. Nur am Beginn kann der Prozeß durch chirurgische Maßnahmen aufgehalten werden, dann erreicht er einen Punkt ohne Wiederkehr, der durch den Einsatz supportiver Systeme nur hinausgeschoben werden kann.

„Ist die Infektion des Bauchfelles eine zu starke, oder sind die Keime beziehungsweise Giftstoffe bereits in die Säftemasse übergegangen, so wird die Operation erfolglos bleiben" [16] (Körte, 1892).

Danksagung. Für die rasterelektronenmikroskopischen Aufnahmen danken wir Herrn Prof. Dr. W. Lierse, Anatomisches Institut der Universität Hamburg (Abb. 1, 8a–d) und Herrn Privatdozent Dr. N. Freudenberg, Pathologisches Institut der Universität Freiburg (Abb. 10a, b).

Literatur

1. Ahrenholz DH, Simmons RL (1982) Peritonitis and other intraabdominal infections. In: Simmons RL, Howard RJ (eds) Surgical infections disease. Appleton Century-Crofts, New York, p 795
2. Armstrong D (1976) Opsonic activity in gram-negative sepsis. Antibiot Chemother 21:193
3. Border JR, Chenier R, McMenamy RH, La Duca J, Seibel R, Birkhan R, Yu L (1976) Multiple systems organ failure: Musclefuel deficit with visceral protein malnutrition. Surg Clin North Am 56:1147
4. Brachet E, Kahn A (1981) Cyclic AMP and permeability coefficient of albumin of the isolated rat mesentery. Biochim Biophys Acta 673:495
5. Cerra FB, Siegel JH, Border JR, Peters MD, McMenamy RH (1979) Correlations between metabolic and cardiopulmonary measurements in patients after trauma, general surgery and sepsis. J Trauma 19:621
6. Duff JH (1977) Cardiovascular and metabolic changes in shock and sepsis. Eur J Surg Res 9:155
7. Erickson HP, Carrell N, McDonagh J (1981) Fibronectin molecule visualized in electron microscopy: A long, thin flexible strand. J Cell Biol 91:673
8. Halbfass HJ, Keller H, Boesken WH, Wilms H (1982) Ergebnisse der kontinuierlichen Dauerspülung. Chirurg 53:628
9. Hammersen F (1977) Bau und Funktion der Blutkapillaren. In: Meessen H (Hrsg) Mikrozirkulation. Springer, Berlin Heidelberg New York (Handbuch der allgemeinen Pathologie, Bd 3/7, S 135)
10. Hau T, Ahrenholz DH, Simmons RL (1979) Secondary bacterial peritonitis: The biologic basis of treatment, Curr Probl Surg 16/10:1

11. Hoak JC, Czervionke RL, Fry GG, Smith JB (1980) Interaction of thrombin and platelets with the vascular endothelium. Fed Proc 39: 2606
12. Kern E (1972) Pathophysiologie des mechanischen Darmverschlusses. Wien Klin Wochenschr 84: 437
13. Kern E, Kuhbier G (1964) Entstehung, Klinik, Therapie und Prophylaxe der peritonealen Adhäsionen. Ergeb Chir Orthop 46: 48
14. Kern E, Lick R (1975) Peritoneum. In: Lindenschmidt TO v (Hrsg) Pathophysiologische Grundlagen der Chirurgie, 2. Aufl. Thieme, Stuttgart, S 516
15. Kirschner N (1926) Die Behandlung der akuten eitrigen Bauchfellentzündung. Arch Klin Chir 142: 253
16. Körte W (1892) Erfahrungen über die chirurgische Behandlung der allgemeinen, eitrigen Bauchfell-Entzündung. Arch Klin Chir 44: 612−651
17. Kopp KH, Würdinger B, Klieser HP (1982) Muskel-Sauerstoff-Partialdruckmessungen zur Klärung der peripheren Sauerstoffversorgung hyperdynam-septischer Intensivpatienten. Anaesthesist 1: 500
18. Lanser T, Saba M (1982) Opsonic fibronectin deficiency and sepsis: Cause or effect? Ann Surg 195: 340
19. McDonagh J (1981) Fibronectin. Arch Pathol Lab Med 105: 393
20. McDonald JA, Baum BJ, Rosenberg DM, Kelman JA, Brin SC, Crystal RG (1979) Destruction of a major extracellular adhesive glycoprotein (fibronectin) of human fibroblasts by neutral proteases from polymorphonuclear leucocyte granules. Lab Invest 40: 370
21. Mela L (1975) Mitochondrial metabolic alterations in experimental circulatory shock. In: Urbaschek B, Urbaschek R, Neter E (eds) Gram-negative bacterial infections. Springer, Wien New York, p 288
22. Mikulicz J v (1889) Weitere Erfahrungen über die operative Behandlung der Perforations-peritonitis. Verh Dtsch Ges Chir 18: 303−331
23. Richter K, Richter R (1981) Peritonitis − Pathogenese und funktionelle Morphologie. In: Kempf P (Hrsg) Behandlung der Peritonitis. Zuckschwerdt, München, S 1
24. Saba TM, Di Luzio NR (1969) Reticuloendothelial blockade and recovery as a function of opsonic activity. Am J Physiol 216: 197
25. Schumer W, Das Gupta TK, Moss GS, Nyphus LM (1970) Effect of endotoxemia on liver cell mitochondria in man. Ann Surg 171: 875
26. Staubesand J (1963) Zur Histopathologie des Herzbeutels, II. Mitteilung. Elektronenmikroskopische Untersuchungen über die Passage von Metallsolen durch mesotheliale Membranen. Z Zellforsch 58: 916
27. Staubesand J (1964) Zur Morphologie der Aufnahme und der transzellulären Passage von Stoffen durch Membranvesikulation. Pharm 109/30: 1
28. Wedmore CV, Williams TJ (1981) Control of vascular permeability by polymorphonuclear leukocytes in inflammation. Nature 289: 646
29. Wegener G (1877) Chrirurgische Bemerkungen über die Peritonealhöhle, mit besonderer Berücksichtigung der Ovariotomie. Arch Chir 20: 51

Postoperative Peritonitis heute

F. Largiadèr*

Begriffsumschreibung

Hier ist vorerst festzuhalten, wie die „postoperative Peritonitis" definiert ist und welche Besonderheiten sie aufweist.

Unter Berücksichtigung der zeitlichen Verhältnisse wird die in der postoperativen Phase neu aufgetretene Peritonitis als „postoperative Peritonitis" bezeichnet. Es wäre nicht richtig, auch die vorbestehende, persistierende Peritonitis, also die Peritonitis nach Operation wegen Peritonitis miteinzuschließen.

Ursächlich sind für die postoperative Peritonitis vorerst dieselben Faktoren anzuführen wie für die Peritonitis im nichtoperierten Bauch (s. folgende Übersicht), obwohl die ohnehin sehr seltene hämatogene Peritonitis hier kaum eine Rolle spielen dürfte. Unter den spezifisch postoperativen Ursachen sind insbesondere die Nahtinsuffizienz als Spezialfall der Perforationsperitonitis sowie die intraoperative Infektion und Verschmutzung erwähnenswert, während die postoperative Infektion durch liegende Schläuche usw. kaum eine Rolle spielt (wohl aber Ursache für lokale Abszesse und Infektionen sein kann).

Theoretisch mögliche Ursachen der Peritonitis im operierten Bauch:
- Perforationsperitonitis (Magen, Dickdarm, Appendix; postoperativ v. a. Nahtinsuffizienz),
- Durchwanderungsperitonitis (Ileus, Mesenterialinfarkt, Adnexitis),
- chemisch-toxische Peritonitis (gallige Peritonitis, akute nekrotisierende Pankreatitis),
- hämatogene Peritonitis (Pneumokokken, Tbc; postoperativ praktisch inexistent),
- intraoperative Infektion/Verschmutzung,
- postoperative Infektion (durch Drainagen, Wunddehiszenz u. a.).

Bezüglich der Pathogenese zeigt ein Blick auf entsprechende Darstellungen (s. Beitrag Farthmann) sofort, daß der postoperative Zustand den Ablauf an vielen Stellen etwas beeinflussen kann, daß aber grundsätzliche Unterschiede zur Peritonitispathogenese im nichtoperierten Bauch nicht vorhanden sind.

Bezüglich der Diagnostik stellt die postoperative Peritonitis keine neuen oder andersartigen Anforderungen als der nichtoperierte Bauch; als wesentliche Besonderheit sei aber die bekannte Erschwerung der klinischen Beurteilung in

---

* Universitätsspital Zürich, Chirurgische Klinik A, Rämistr. 100, CH-8091 Zürich

Die chirurgische Behandlung der Peritonitis
(Hrsg. v. E. Kern)
© Springer-Verlag Berlin Heidelberg 1983

der postoperativen Phase durch die üblichen und nicht vermeidbaren Operationsfolgen (Wundschmerz, Darmparalyse usw.) betont.

Historische und zahlenmäßige Bedeutung

Vor 100 Jahren, im Jahre 1883, beschrieb Alsberg einen Fall von Gastrostomie wegen Ösophaguskarzinom und stellte bei dieser Gelegenheit die bis 1883 in der Literatur erschienenen Berichte über Gastrostomie wegen Tumorstenose oder Striktur des Ösophagus zusammen. Von 107 Fällen waren 90 auswertbar; von diesen 90 starben 19 Patienten an allgemeiner oder partieller Peritonitis. Die postoperative Peritonitis war damals also auch nach einer einfachen Operation im sauberen Bauch ein bedeutender Letalitätsfaktor. 50 Jahre später beschrieb Zukschwerdt (1933) 183 in der Chirurgischen Universitätsklinik Heidelberg in den Jahren 1918−1931 durchgeführte Gastroenterostomien bei Ulkus. In 2 Fällen war eine postoperative Peritonitis (nach Operation wegen Stenose) die Todesursache. Vor 25 Jahren schließlich publizierten Sauer u. Rosenauer (1958) 50 totale Gastrektomien und 8 Kardiaresektionen mit einer Letalität von 12% innerhalb des ersten Monats; nur 2 Patienten gingen an Nahtinsuffizienz mit anschließender Peritonitis verloren. Diese drei Zitate zeigen, daß im Laufe der letzten 100 Jahre die zahlenmäßige Bedeutung der postoperativen Peritonitis trotz immer größer und anspruchsvoller werdender Operationen ständig zurückgegangen ist. Im Bewußtsein der sprichwörtlichen Fortschritte der Medizin während der vergangenen 25 Jahre kann man sich geradezu fragen, ob die postoperative Peritonitis in der Zwischenzeit nicht ganz verschwunden sei.

Um diese Frage zu beantworten, wurde das eigene Krankengut analysiert.

Eigenes Krankengut

In der Chirurgischen Klinik A des Universitätsspitals Zürich werden Patienten mit Peritonitis jeden Grades ausnahmslos in der Intensivpflegestation behandelt; daher wurde das Krankengut unserer allgemeinchirurgischen Intensivpflegestation der Jahre 1981 und 1982 analysiert. Zum besseren Verständnis sei beigefügt, daß diese Intensivpflegestation folgende Patienten aufnimmt: alle intensivpflegebedürftigen Patienten des viszeralchirurgischen Teils der Klinik (vorwiegend Abdominal- und Lungenchirurgie, rund 90 Betten), septische Komplikationen bei kardiovaskulären Patienten und Transplantationspatienten der eigenen Klinik, abdominale Komplikationen in anderen Disziplinen, insbesondere aus Urologie und Gynäkologie, und chirurgische Intensivpflegepatienten umliegender Spitäler, welche die dortigen Kapazitäten überfordern. Traumatologische Fälle hingegen werden nicht auf dieser Station betreut.

In dieser allgemeinchirurgischen Intensivstation wurden in den Jahren 1981 und 1982 insgesamt 1003 Patienten gepflegt. Unter diesen finden sich 12 Patienten mit postoperativer diffuser Peritonitis, entsprechend einer Häufigkeit von gut 1% bzw. 6 Patienten jährlich.

Ursächlich sind $^2/_3$ (8 von 12 Fällen) der Perforationsperitonitis zuzuordnen, und zwar 7 von 8 einer Nahtinsuffizienz (s. folgende Übersicht).

Ursachen von 12 Fällen mit postoperativer Peritonitis:
- 8 Perforationen
  (7 Nahtinsuffizienzen, 1 perforiertes Gallenblasenempyem),
- 1 Durchwanderung
  (bei Adnexitis nach Curettage),
- 2 chemisch-toxische Peritonitiden
  (gallige Peritonitis nach T-Drain-Entfernung; nekrotisierende Pankreatitis),
- 1 intraoperative Infektion
  (bei Gastrektomie, Cholezystektomie und Gallengangsrevision bei Magenkarzinom mit histologischer Peritonealkarzinose).

Bei den Nahtinsuffizienzen finden sich keine der anerkanntermaßen gefährdeten Anastomosen wie Ösophagogastrostomie oder Kolonanastomose (welche offenbar immer adäquat drainiert wurden und bei Insuffizienz nicht zur diffusen Peritonitis, sondern zu lokalisierter Peritonitis und Abszeß führten), sondern ausschließlich vergleichsweise harmlose Nähte, nämlich 3mal ein Duodenalstumpf und je 1mal eine Pyloroplastik, Pankreatojejunostomie, Dünndarmanastomose und Vaginalstumpf. Bei der ersten Operation war 2mal überhaupt kein und 2mal nur ein inadäquates Drain gelegt worden.

Das klinische Bild war eindeutig und spezifisch bei nekrotisierender Pankreatitis (Schock im Vordergrund stehend) und galliger Peritonitis (zeitlicher Zusammenhang mit der Entfernung eines 6 Wochen lang liegenden T-Drains). Silikonkautschuk-T-Drains sollen nicht mehr verwendet werden, da sie wegen zu großer Gewebefreundlichkeit nicht adäquat abgekapselt werden (Spieler et al. 1977). Bei den übrigen 10 Patienten entwickelte sich das klassische Bild der Peritonitis, wobei die zeitliche Sequenz der einzelnen Zeichen ungefähr der folgenden Aufzählung entspricht.

Zeichen der Peritonitis:
- Fieber, evtl. Schüttelfrost,
- Bauchschmerzen, evtl. lokalisiert,
- hohe Leukozytose (18 000–21 000/mm^3 Blut),
- Thrombopenie,
- geblähtes Abdomen,
- paralytischer Ileus,
- trübes Sekret aus den Drains,
- peritonitischer Tastbefund, besonders Unterbauch,
- Tachypnoe, evtl. Ateminsuffizienz,
- psychische Veränderungen.

Trotz dieser in der retrospektiven Betrachtung der Krankengeschichtenein-
träge eindeutigen Situationen wurden Diagnose und Indikation zur Reoperation
z. T. spät — einmal erst 7 Tage nach Symptombeginn — gestellt.

Behandlung und Resultate

Die gallige Peritonitis und die hämorrhagische Pankreatitis wurden gezielt mit
Gallenwegsverschluß bzw. Pankreasdrainage behandelt. Bei den Fällen von
Perforationsperitonitis, Durchwanderungsperitonitis und intraoperativer Kon-
tamination wurde 9mal eine Antibiotikatherapie verabreicht (in der Regel
Aminoglykoside + Kefalsporin + Ornidazol) und einmal wegen hohen Alters
und schlechten zerebralen Zustands auf eine Therapie verzichtet. 8 der 10
Patienten wurden laparotomiert (mit Beseitigung der Infektionsquelle und
ausgiebiger Drainage); nicht operiert wurden der Patient mit intraoperativer
Kontamination (den man genügend drainiert glaubte) und der bereits erwähnte
alte Patient in schlechtem zerebralem Zustand.

6 Patienten wurden geheilt und 6 Patienten starben an der Peritonitis. Unter
den Letztgenannten finden sich 3 der 7 Patienten mit Nahtinsuffizienz sowie die
Patienten mit perforiertem Gallenblasenempyem, nekrotisierender Pankreatitis
und intraoperativer Kontamination.

Schlußfolgerungen und Zusammenfassung

1) Im vorliegenden Zusammenahng wird unter „postoperativer Peritonitis"
   nur die diffuse postoperative Peritonitis verstanden. Streng lokalisierte
   Peritonitiden und intraperitoneale Abszesse bleiben unberücksichtigt.
2) Die Bezeichnung „postoperative Peritonitis" ist im weiteren nur für die in
   der postoperativen Phase neu aufgetretenen Peritonitiden gerechtfertigt.
   Die persistierende Peritonitis nach Operation wegen Peritonitis gehört nicht
   hierher.
3) Die einzige Ursache der postoperativen Peritonitis, die zahlenmäßig von
   Bedeutung ist, ist die Nahtinsuffizienz. Alle anderen Ursachen (intraoperative Kontamination, Perforation eines Hohlorgans, Durchwanderung,
   gallige Peritonitis, Pankreatitis) haben den Charakter von Einzelbeobach-
   tungen. Peritonitiden durch aszendierende Infektion über liegende Drains
   sowie hämatogene Peritonitiden gibt es fast nie.
4) Die zu Peritonitis führenden Nahtinsuffizienzen betreffen v. a. weniger
   schwierige Nähte (wie Duodenalstumpfverschluß, Pyloroplastik, Dünndarmanastomose), die deswegen nicht oder nicht adäquat drainiert
   wurden.
5) Die Pathogenese der Peritonitis wird wohl durch den postoperativen
   Zustand in Einzelheiten beeinflußt, der Ablauf wird aber nicht grundsätzlich verändert.

6) Die postoperative Peritonitis ist heute selten. Im eigenen Krankengut betrifft sie 6 Patienten pro Jahr bzw. gut 1% aller Intensivpflegepatienten.

7) Die klinische Diagnostik der postoperativen Peritonitis ist schwieriger als die Peritonitisdiagnose im nichtoperierten Bauch, wobei die langsame Entwicklung und die Überlagerung durch normale Operationsfolgen (wie Wundschmerz und Darmparalyse) eine Rolle spielen.

8) Die Indikationsstellung zur Reoperation wird oft verzögert. Neben den oben erwähnten diagnostischen Schwierigkeiten macht sich hier offenbar die mangelnde klinische Erfahrung bemerkbar (da die Fälle heute nicht mehr häufig sind) sowie eine psychologische Barriere (da die Indikationsstellung zur Reoperation gleichbedeutend ist mit dem Eingeständnis eines möglichen intraoperativen Fehlers).

9) Die Letalität der postoperativen Peritonitis ist heute noch hoch. Im eigenen Krankengut beträgt sie 50%.

10) Eine Prognoseverbesserung kann nur durch bessere, agressivere Behandlung, insbesondere durch frühzeitige chirurgische Revision zur Ausschaltung der Infektionsquelle erreicht werden. Es ist zu hoffen, daß auch die neuen Behandlungsverfahren (Dauerspülung und/oder routinemäßige, evtl. mehrmalige Reoperation) zur Verbesserung der Resultate beitragen werden.

Literatur

1. Alsberg (1883) Ein Fall von Gastrostomie wegen Oesophagus-Carcinoms. Arch Klin Chir 28: 750
2. Sauer H, Rosenauer F (1958) Ergebnisse bei Totalexstirpation des Magens und Kardiaresektion. Langenbecks Arch Klin Chir 290: 39
4. Spieler U, Baumgartner D, Largiadèr F (1977) Vor- und Nachteile der T-Drains aus Silikonkautschuk in der Gallenwegsdrainage. Praxis 66: 206
4. Zukschwerdt L (1933) Ergebnisse der Gastroenterostomie als Notoperation beim Ulcus. Dtsch Z Chir 238: 568

Diagnostik der diffusen und lokalen Peritonitis

L. Schweiberer, J. Bauer, K. H. Duswald, K. J. Pfeifer und D. Wilker*

Das klinische Bild der Peritonitis, 400 Jahre v. Chr. im Corpus hippocraticum beschrieben, ist wie folgt geprägt: Der Patient zeigt ein krankes, verfallenes Aussehen, das Gesicht ist spitz, der Gesichtsausdruck ängstlich, die Augen sind haloniert. Wir sehen die typische Facies abdominalis.

Die Diagnose unter diesem eindrucksvollen Bild ist rasch mit wenigen klinischen Hilfsmitteln gestellt: Prüfung der Bauchdeckenspannung, Abhören nach Darmgeräuschen; diese fehlen − eine sog. Grabesstille ist vorhanden. Man betrachtet und befühlt die Zunge, sie ist trocken, borkig.

Jeder Arzt weiß, daß dieser Zustand − rein klinisch diagnostiziert − die Eröffnung des Bauchs erfordert und die Ursache der diffusen Peritonitis beseitigt werden muß.

Einschränkend ist festzustellen, daß es dieses klinische Bild der akuten diffusen Peritonitis nur noch ganz selten gibt, vielleicht etwas häufiger in kinderchirurgischen Abteilungen und Kliniken. Meist sind unsere Patienten in irgendeiner Form vorbehandelt, oder es bestehen bereits Vorerkrankungen oder Verletzungen.

Diagnostik der diffusen Peritonitis

Es scheint gerechtfertigt, die diffuse Peritonitis und den Schwierigkeitsgrad der Diagnostik nach 4 Patientengruppen zu ordnen:
1) Patienten ohne konsumierende Vorerkrankung nach entzündlicher oder traumatischer Perforation eines intraabdominellen Hohlorgans,
2) Patienten mit gestörter körpereigener Abwehrlage,
3) Patienten nach Abdominal- oder gynäkologischen Eingriffen,
4) Patienten der Intensivstation.

Die Diagnostik der Gruppe 1 wurde eingangs bereits besprochen. Befund und Indikation sind klar.

In Gruppe 2 sind Patienten zusammengefaßt, bei denen bei hoher Virulenz der Erreger die körpereigene Resistenz so geschwächt ist, daß allgemeine Schutzreaktionen nicht schnell genug ausgelöst werden. Von Schmerzarmut begleitet, verlaufen Bauchfellinfektionen bei dieser Gruppe von Patienten klinisch unauffälliger, dafür um so folgenschwerer.

---

* Chirurgische Klinik und Poliklinik Innenstadt der Universität München, Nußbaumstr. 20/Plattenkoferstr. 8a, D-8000 München 2

Die chirurgische Behandlung der Peritonitis
(Hrsg. v. E. Kern)
© Springer-Verlag Berlin Heidelberg 1983

Es zählen dazu:
- Frühgeborene und Säuglinge;
- alte Menschen (erinnert sei an die Altersappendizitis und deren Komplikationen); –
- Tumorpatienten, die von der eigentlichen Tumorkrankheit bereits befallen sind; ganz besonders zu erwähnen sind leukämische Prozesse;
- Patienten unter Kortison- oder zytostatischer Behandlung;
- Patienten nach Organtransplantation;
- polytraumatisierte Patienten im protrahierten Stadium.

Bleiben wir etwas ausführlicher bei Gruppe 3 – postoperative diffuse Peritonitis –, da sie zahlenmäßig zwar nicht so sehr häufig ist, jedoch oft wegen verzögerter Diagnostik letztendlich zur Gruppe 4 mit hoher und höchster Letalität stößt. Vor dem Entschluß zur Relaparotomie muß offensichtlich zunächst eine psychische Schwelle überwunden werden, da die erneute Operation mit dem Eingeständnis einer operationstechnischen Unzulänglichkeit verbunden zu sein scheint. Gerade deshalb gelangen diese Patienten meist zunächst auf die Intensivstation, nicht in den Operationssaal. Zweifellos fehlt hier das akute Schmerzereignis, die Symptome werden im frühen postoperativen Verlauf durch Analgetika, Antibiotika, postoperative Darmatonie und Wundschmerzen verschleiert. So führt dann erst die drastische Verschlechterung des Allgemeinzustands oder ein beginnendes Organversagen zur Verlegung auf die Intensivstation und erst danach zur Relaparatomie.

Leichte Verwirrtheit wird nicht selten als Delirium – alkoholbedingt – gedeutet. Die genauere Untersuchung zeigt dann doch bei manchem Patienten einen druckschmerzhaften Bauch, aber keine Abwehrspannung. Oft sind noch Darmgeräusche vorhanden, ja, auf Befragen heißt es, der Patient habe abgeführt. Beschaut man das Abgeführte selbst, dann sind es wäßrige, ganz dünne Stühle – die früher obligate ärztliche Besichtigung der ersten Stühle sollte wieder mehr in Gebrauch kommen.

Um es nochmals zu sagen: Fehlende Abwehrspannung, vorhandene, wenn auch spärliche Peristaltik und die Tatsache stattgehabter Stuhlentleerung führen in die Irre. Die erhöhte Pulsfrequenz, der obligate Temperaturanstieg, die Leukozytose werden eher auf einen Wundinfekt bezogen. Der Patient hyperventiliert und entwickelt eine respiratorische Alkalose.

Wird in dieser Phase die Chance der Relaparatomie vertan, dann entsteht innerhalb weniger Stunden das Vollbild der abdominalen Sepsis, die einen Großteil des Krankenguts unserer Intensivstationen widerspiegelt und der eingangs erwähnten Gruppe 4 entspricht. Der rapide Verfall des Allgemeinzustands ist charakterisiert durch Bewußtseinstrübung, Druckinstabilität, Atem- und Nierenversagen. Die Körpertemperatur ist meist hoch, kann jedoch durch Antibiotikatherapie und beginnende Verschlechterung der Abwehrlage subfebril bleiben. Die postoperative Leukozytose normalisiert sich, in Wahrheit verbirgt sich dahinter der Beginn einer endotoxininduzierten Leukopenie. Als sehr sensibles Zeichen fällt das Absinken der Thrombozytenzahl im Rahmen einer Verbrauchskoagulopathie auf. Schleichend, oftmals rapide, kommt es zum Organ- bzw. Organsystemversagen: zum ARDS mit röntgenologisch verspätet

                                                      L. Schweiberer et al.

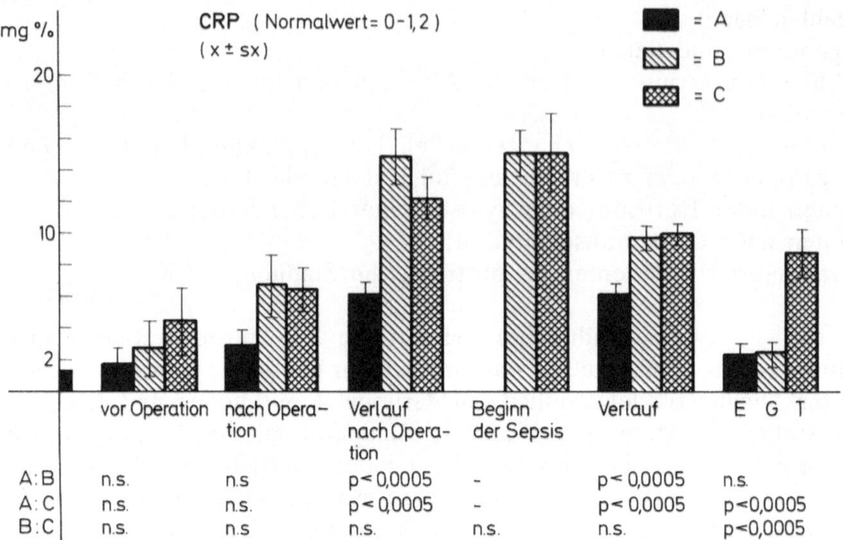

	vor Operation	nach Operation	Verlauf nach Operation	Beginn der Sepsis	Verlauf	E G T
A:B	n.s.	n.s	p<0,0005	–	p<0,0005	n.s.
A:C	n.s.	n.s.	p<0,0005	–	p<0,0005	p<0,0005
B:C	n.s.	n.s	n.s.	n.s.	n.s.	p<0,0005

Abb. 1. Mittelwerte der CRP-Konzentrationen im Zitratplasma der Patienten der Gruppen A, B und C zu den in der Zeitachse angegebenen Zeitpunkten. *A*, Patienten ohne postoperative Infektion, *B, Patienten mit Überleben einer postoperativen Sepsis, C*, Patienten mit postoperativer Sepsis und Tod an Folgen der Sepsis, *E*, Wert vor Entlassung, *G*, Wert nach Überwindung der Infektion, *T*, Wert vor Tod an Folgen der Infektion

sichtbarer netz- und gitterförmiger interstitieller Verschattung. Die quantitative Messung des interstitiellen Lungenwassers mittels Thermo-Dye-Technik läßt den Beginn der Veränderungen wesentlich früher erkennen, sie scheint ein echter Frühindikator des septischen ARDS zu sein. Das Nierenversagen tritt demgegenüber durch effektive Kreislauftherapie heute in den Hintergrund. Toxisches Leberversagen mit Anstieg von Transaminasen und Bilirubin sind eher Zeichen einer fortgeschrittenen Sepsis.

Zu den uns allen geläufigen Laborwerten, welche die Entzündung widerspiegeln oder das Organversagen von Lunge, Niere und Leber anzeigen, soll das Gesagte genug sein. Neuere Laborwerte können gewisse Hinweise zur Prognose der schweren diffusen Peritonitis geben. H. Duswald hat vor kurzem erstmals an einem Patientenkollektiv mit diffuser eitriger Peritonitis gezeigt, daß die durch bakterielle Endotoxine aus Leukozyten in das Plasma freigesetzte Elastase (s. Abb. 1) zu Beginn einer Sepsis bis zum 20- bis 30fachen der Norm ansteigt und daß eine rasche Normalisierung im weiteren Verlauf ein Überleben der Patienten erwarten läßt. Bleibt die Elastasekonzentration dagegen hoch, ist die Prognose infaust. Das in den Hepatozyten gebildete Akutphasenprotein CRP (C-reaktives Protein), das sowohl auf operatives Trauma wie im Rahmen einer Entzündung maximal reagiert, erlaubt diese Differenzierung im Verlauf einer Sepsis nicht; die Werte liegen postoperativ und nach Septsisbeginn sehr hoch, ohne Unterschied, ob die Patienten überleben oder an den Folgen der Infektion sterben (s. Abb. 2). Die gute Korrelation von Leukozytenelastase und

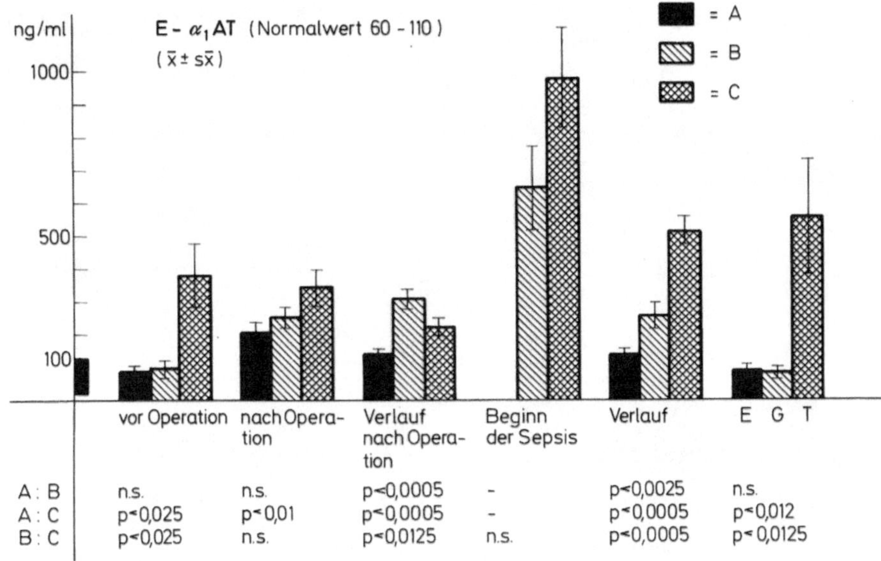

	vor Operation	nach Operation	Verlauf nach Operation	Beginn der Sepsis	Verlauf	E G T
A : B	n.s.	n.s.	p<0,0005	–	p<0,0025	n.s.
A : C	p<0,025	p<0,01	p<0,0005	–	p<0,0005	p<0,012
B : C	p<0,025	n.s.	p<0,0125	n.s.	p<0,0005	p<0,0125

Abb. 2. Mittelwerte der Elastasekonzentrationen im Zitratplasma der Patienten der Gruppen A, B und C. (Symbole wie Abb. 1)

Prognose der Peritonitis kann evtl. durch die quantitative Messung von Endotoxin, wie sie in Kürze verfügbar zu sein scheint, ebenfalls erreicht werden (s. Beitrag Beger).

Röntgenologische Diagnostik

Die diffuse Peritonitis tritt meist gemeinsam mit beidseitigen Pleuraergüssen und einem Hochstand des Zwerchfells auf. Das Abdomen ist infolge des Exsudats diffus verschattet, meist sind Spiegelbildungen in Dünn- und Dickdarm vorhanden. Nach freier Luft im Bauchraum ist beim Verdacht einer Perforationsperitonitis zu fahnden, wobei angesichts des schweren Krankheitszustands die Linksseitenlage zu bevorzugen ist (Abb. 3).

Der Austritt wasserlöslicher Kontrastmittel sichert die Nahtinsuffizienz, sein Fehlen schließt sie aber nicht immer aus.

Diagnostik der lokalen Peritonitis

Glücklicherweise gelingt es dem Körper meist, den Entzündungsherd abzuriegeln und die Infektion auf eine Region zu beschränken. Bei der so entstehenden lokalen Peritonitis finden sich, abhängig von Ausgangspunkt und anatomischen

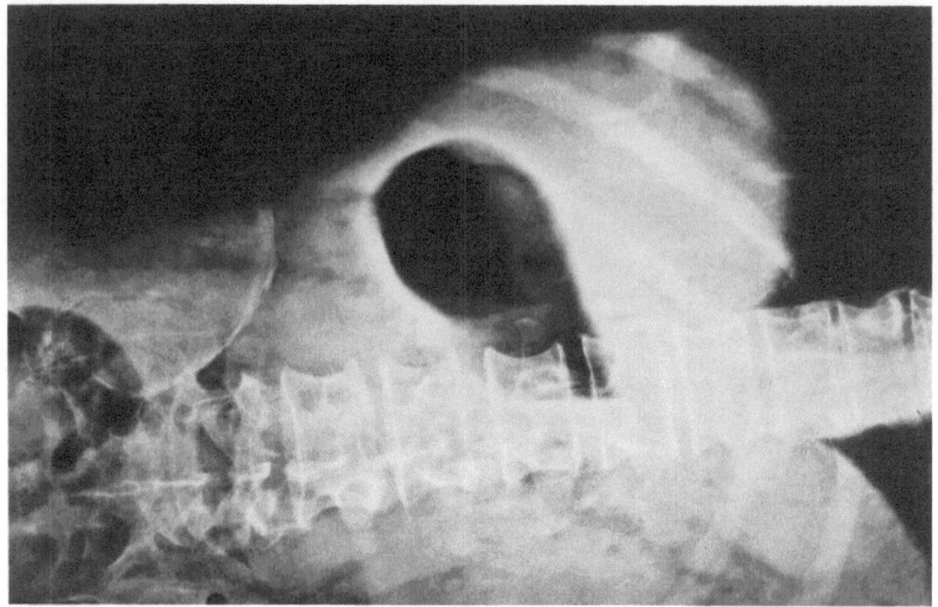

Abb. 3. Abdomenübersicht in Linksseitenlage, freie Luft über dem rechten Leberlappen

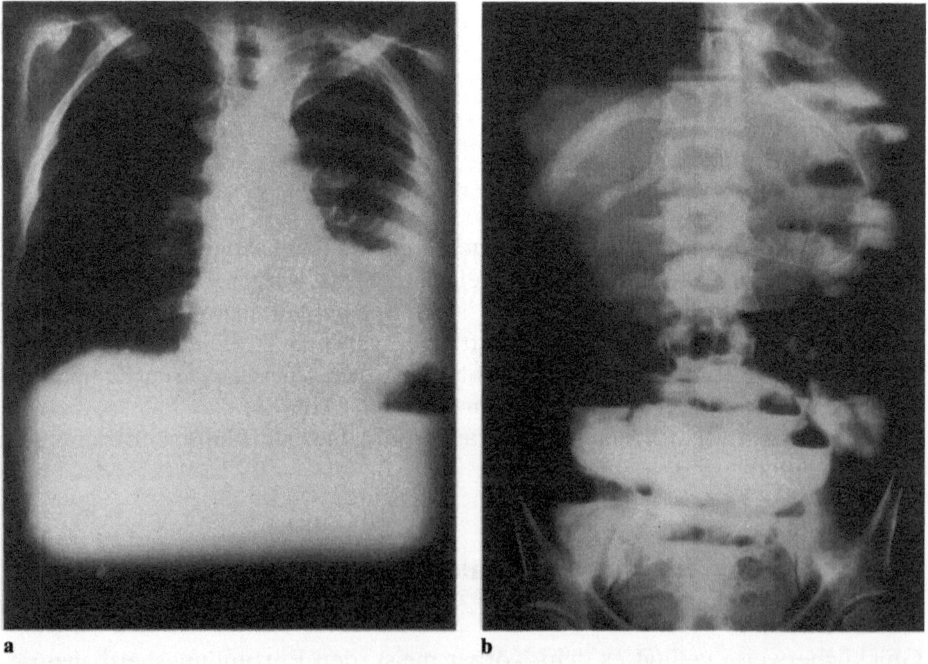

a   b

Abb. 4a, b. Subphrenischer Abszeß nach B-II-Resektion mit Pleuraerguß (**a**) und paralytischem Ileus (**b**)

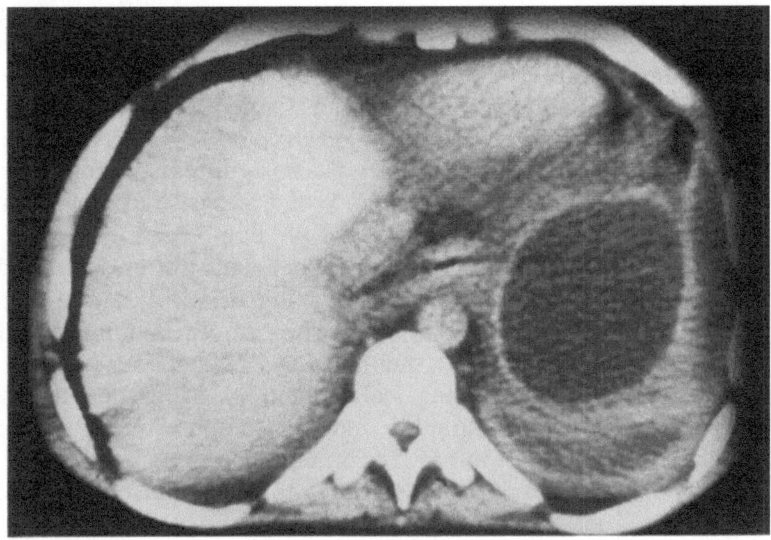

Abb. 5. Computertomographischer Nachweis eines subphrenischen Abszesses links mit Zwerchfellperforation

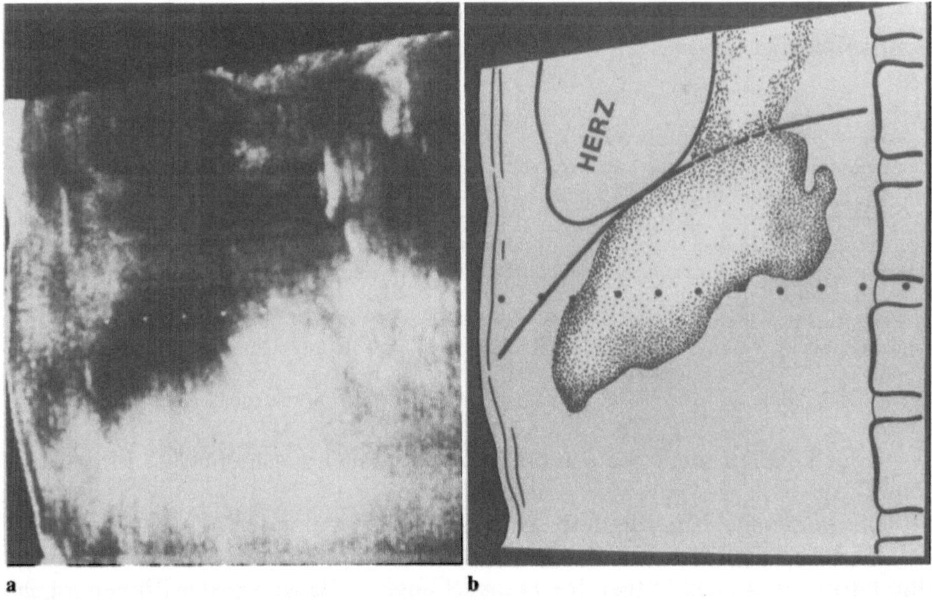

a b

Abb. 6a, b. Sonographischer Nachweis eines subphrenischen Abszesses links mit Zwerchfellperforation. Originalbild (**a**) und Schemazeichnung (**b**)

Besonderheiten, typische Lokalisationen − typisch v. a. auch dort, wo Anastomosen liegen oder Drainagen gelegen haben. Dramatische Symptome fehlen, der Verlauf ist eher schleichend. Fieberschübe und Leukozytose bilden die ersten Zeichen, werden aber im Laufe der Zeit infolge antibiotischer Behandlung abgeschwächt, wenngleich der Abszeß weiterbesteht. Neben Ausschluß einer Pneumonie, eines Harnwegsinfekts, eines Infekts im Bereich eines Zentralvenenkatheters, eines Wundinfekts, muß die Suche nach einem intraabdominellen Abszeß eingeleitet werden. Zur Ortung der lokalen Peritonitis sind alle möglichen diagnostischen Hilfsmittel auszuschöpfen. Nur so kann der Prozeß mit einem ganz gezielten Eingriff saniert werden.

Welche Methoden stehen uns hierfür zur Verfügung? Auf die konventionelle Röntgendiagnostik sei nur nochmals hingewiesen.

Eine große Bereicherung stellen heute 2 Methoden dar, auf die näher einzugehen ist: die Sonographie und die Computertomographie. Die Markierung der Granulozyten mit ^{99m}Tc-Zinnkolloid sei als 3. Methode nur erwähnt. Sie wurde, kaum daß sie erfunden war, von den beiden erstgenannten Methoden überrollt.

Während die Sonographie eine bessere Differenzierung von flüssigen und festen Kompartimenten zuläßt, hat die Computertomographie den Vorteil der exakten und übersichtlichen anatomischen Befunde.

Fallbeispiele

1. Fall. 40jähriger Patient, wochenlange stationäre Behandlung nach B-II-Resektion; hohe Temperaturen und linksseitiger Pleuraerguß. Verlegung unter dem Verdacht einer Pankreasaffektion. Bei der Aufnahme schwerkranker Patient mit Spiegelbildung im Dünndarm, linksseitiger Pleuraerguß (Abb. 4). Im Computertomogramm ist eine Flüssigkeitsansammlung im Sub- und Epiphrenikum erkennbar (Abb. 5); das Sonogramm bestätigt den Durchbruch des subphrenischen Abszesses in den Thoraxraum mit naher Beziehung des Empyems zum Herzen (Abb. 6).

2. Fall. 76jährige Patientin, 6wöchige Behandlung wegen hoher Temperaturen und intermittierendem Subileus. Verlegung in eine gynäkologische Klinik, von dort zu uns; durch Computertomographie (CT) konnte die zwischen Blase und Sigma gelegene Raumforderung verifiziert (Abb. 7), durch Sonographie als Abszeß bei Sigmadivertikulitis identifiziert werden (Abb. 8).

Jedoch haben auch diese modernen Untersuchungsmethoden ihre Nachteile.

Die begrenzte Eindringtiefe der Schallwellen behindert die Untersuchung bei adipösen Patienten. Luft und Knochen werden von Schallwellen nicht durchdrungen, so daß luftgefüllte Darmschlingen, ebenso wie der Rippenbogen, die Untersuchungen behindern können. Auch Narben und Wunden können die Untersuchung erschweren. Des weiteren ist zu vermerken, daß die Methode nur so gut wie der Untersuchende ist, da schon die Bildgebung abhängig von der Untersuchungstechnik ist. Ich bezeichne es als großes Glück, eine hochqualifizierte, fachbezogene Röntgenabteilung mit Dienstbereitschaft der Kollegen rund um die Uhr zur Verfügung zu haben. Von den röntgenologischen

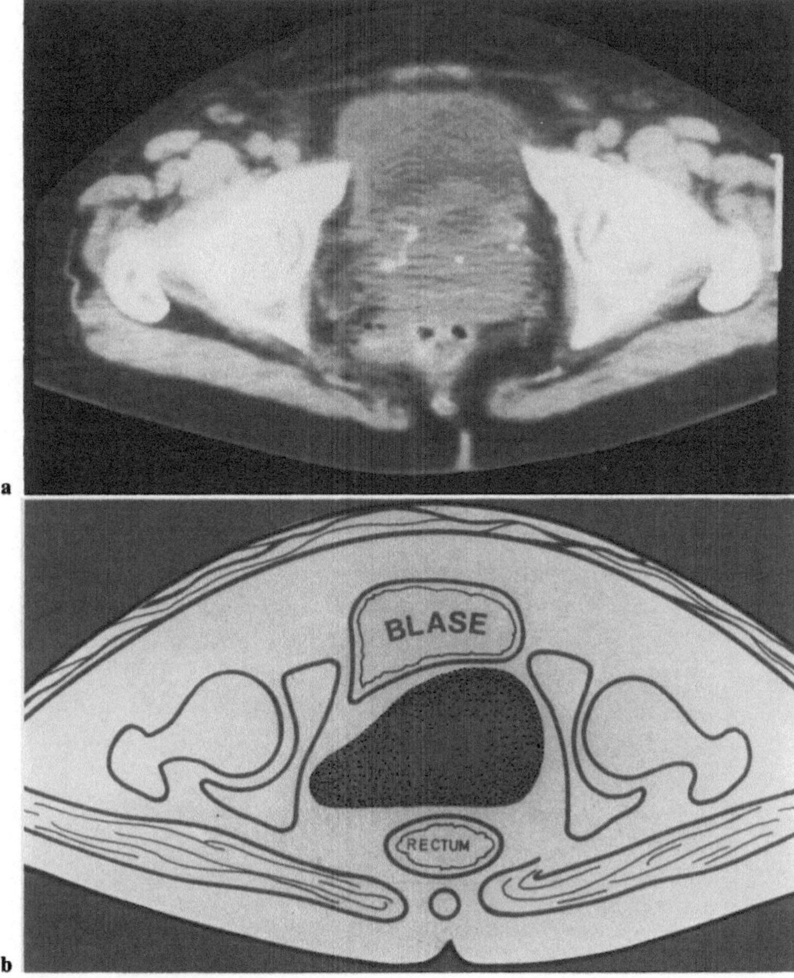

Abb. 7a, b. Computertomographischer Nachweis eines alten Abszesses zwischen Blase und Rektum. Originalaufnahme (**a**) und Schemazeichnung (**b**)

Mitarbeitern werden uns so frappierende sonsographische Befunde geliefert, daß ich daran zweifle, ob wir Chirurgen − da notwendigerweise mit anderen Problemen beschäftigt − die Interpretation der Sonogramme je selbst in dieser Form erlernen werden.

Die Nachteile des Computertomogramms sind
1) die eingeschränkte Wiederholbarkeit des Verfahrens durch seinen hohen technischen Aufwand,
2) die Strahlenbelastung des Patienten und
3) die z. Z. noch begrenzte Verfügbarkeit der Methode.

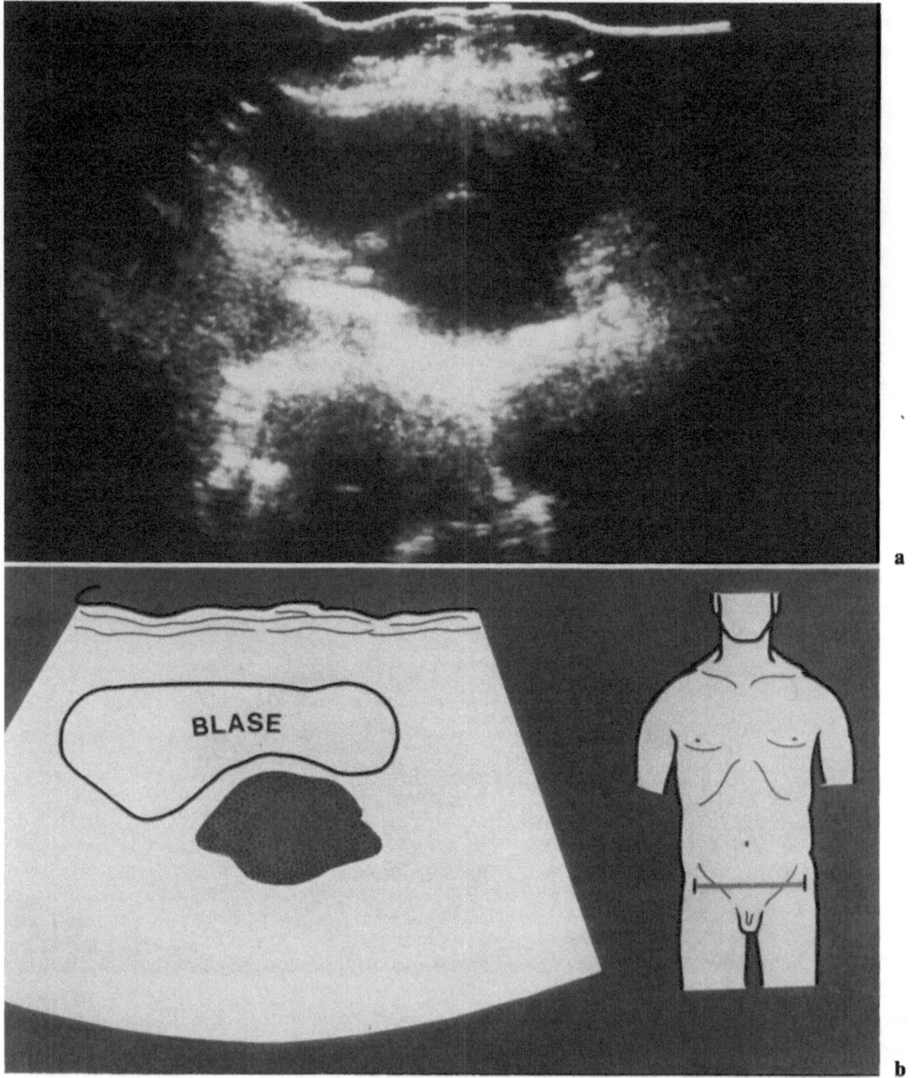

Abb. 8a, b. Sonographischer Nachweis eines alten Abszesses zwischen Blase und Rektum. Originalaufnahme (**a**) und Schemazeichnung (**b**)

Diagnostische Punktion

Ein Wort sei noch zur heute mehr und mehr üblich werdenden diagnostischen Punktion des Bauchraums gesagt. Nach sonographischer bzw. computertomographischer Ortung ist oft schon durch die Punktion die Differentialdiagnose zwischen postoperativem oder posttraumatischem Hämatom oder Abszeß möglich. Die mikrobiologische Untersuchung des Punktats gibt uns frühzeitig Hinweis auf die erforderliche Chemotherapie.

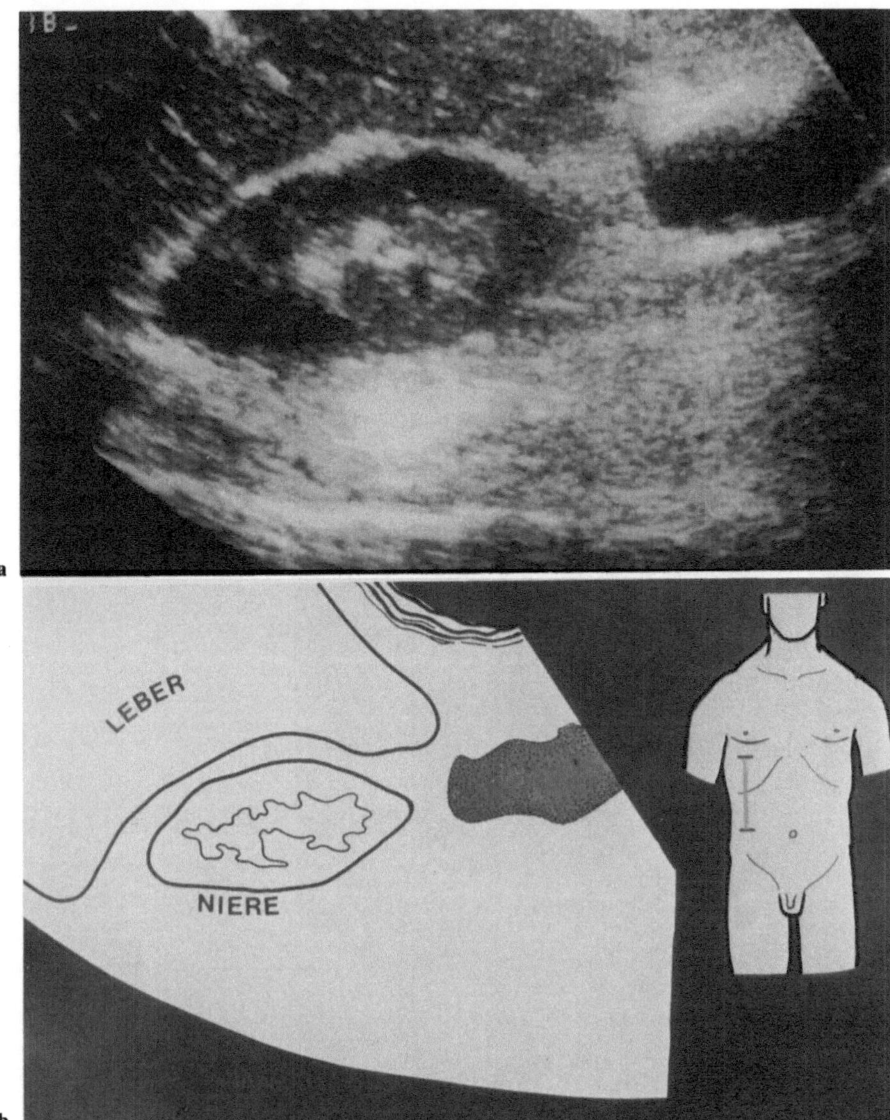

Abb. 9a, b. Sonographischer Nachweis eines Hämatoms unter der Leber, durch Punktion verifiziert. Originalbild (**a**) und Schemazeichnung (**b**)

3. Fall. 42jähriger Mann mit Oberbauchtrauma: Milz- und Leberruptur; postoperativ Temperaturen. Die Sonographie zeigt eine Flüssigkeitsansammlung unter der Leber, die durch Punktion als Hämatom indentifiziert wird (Abb. 9).

4. Fall. 65jähriger Patient mit wechselnd hohen Temperaturen. Computertomographisch ist eine Einschmelzung in der Milz erkennbar. Die Punktion ergibt einen Abszeß, der zur Milzexstirpation zwingt. Danach komplikationsloser Verlauf (Abb. 10).

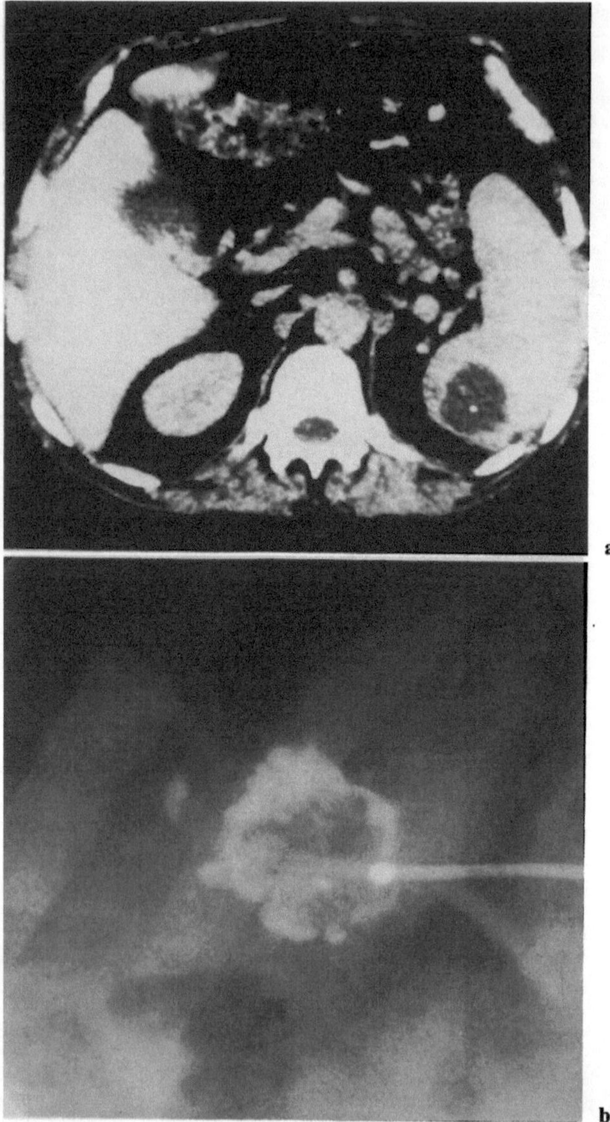

Abb. 10a, b. Computertomographischer Nachweis einer Einschmelzung in der Milz (**a**). Punktion des Abszesses und Kontrastmittelfüllung der Abszeßhöhle (**b**)

5. Fall. 20jähriger Patient mit diffuser Enterokokkenperitonitis nach Resektion des rechten Leberlappens wegen eines hepatozellulären Karzinoms. Nach Punktatgewinnung keine Laparotomie, da beste Ansprechbarkeit auf gezielte Antibiotikatherapie bis zur völligen Heilung (Abb. 11).

Die diffuse Peritonitis ist geprägt von einer heute noch hohen Letalität, der lokale Infekt von einer langen Morbidität und von der Gefahr der Streuung.

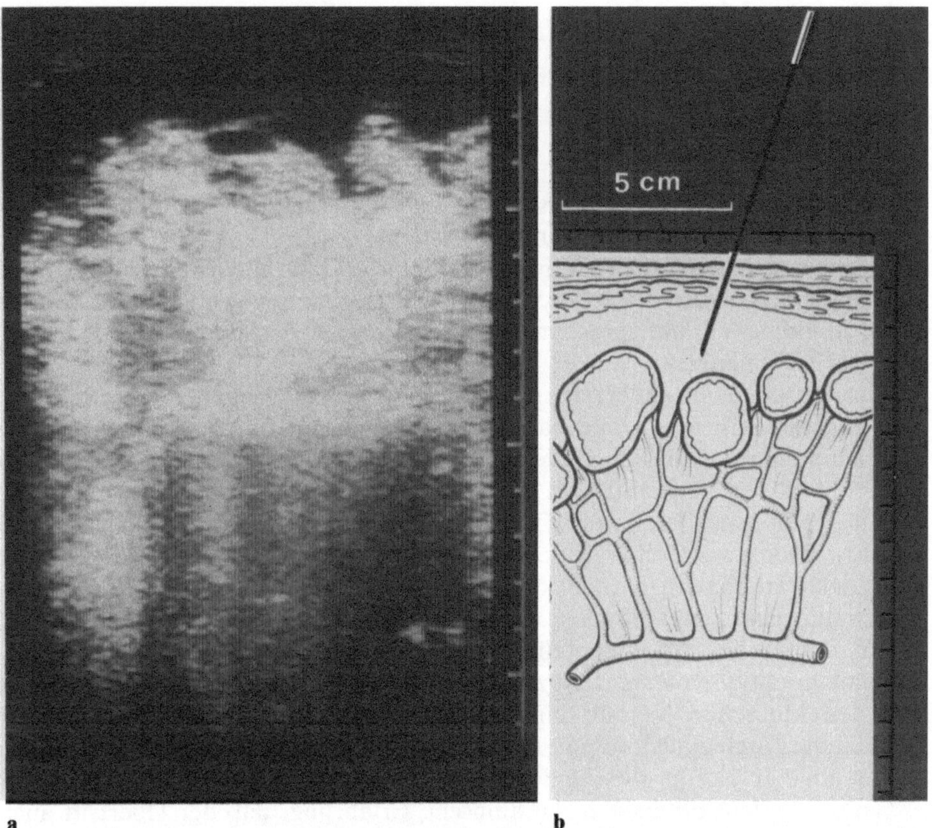

Abb. 11a, b. Nachweis des peritonitischen Exsudats im Abdomen (**a**), Punktion unter sonographischer Kontrolle zur Gewinnung von Material zur Keimtestung (**b**)

Klinische Sorgfalt in der Beachtung von Frühsymptomen beim diffusen Infekt, Einsatz moderner Untersuchungstechniken zur Ortung und damit gezielter chirurgischer Behandlung des lokalisierten Infekts können dazu beitragen, unsere Intensivstationen zu entlasten.

Gallige Peritonitis*

W. Köle**

Die gallige Peritonitis ist eine schwere und heimtückische Komplikation der Erkrankungen des Leber-Gallengang-Systems.

Der Name ist eigentlich irreführend, da sterile Galle allein keine ausgeprägte Peritonitis hervorruft. Auch der schleichende Beginn der Symptomatik und der milde klinische Verlauf sprechen für eine geringe toxische Wirkung der Galle auf das Peritoneum.

Das Zustandsbild ändert sich schlagartig, wenn es sich auf der einen Seite um eine a priori infizierte Galle handelt oder wenn auf der anderen Seite eine Kontamination der sterilen Galle mit Bakterien vorliegt. Dann entwickelt sich das Vollbild der Peritonitis.

Die pathogene Potenz der Galle in der freien Bauchhöhle ist nicht völlig geklärt. Brook u. Cohn [3] konnten nachweisen, daß im Tierexperiment Natriumcholat toxisch wirken kann. Intraperitoneal applizierte Galle führte jedoch nur dann zur Peritonitis, wenn die Galle infiziert war. Auch Eichfuss et al. [6] zeigten bei experimentellen Untersuchungen an Ratten mit intraperitonealer Injektion von steriler bzw. infizierter Galle, daß für den Schweregrad und den klinischen Verlauf einer galligen Peritonitis nicht die chemische Schädigung durch Gallensäuren, sondern die bakterielle Kontamination und die konsekutive Infektion entscheidend sind.

Diese Ansicht unterstützt die klinische Erfahrung, daß der Übertritt auch einer größeren Menge steriler Galle in die Bauchhöhle, z. B. nach Leberblindpunktionen, von den Patienten gut toleriert wird und wenig Beschwerden verursacht [14].

Auf der anderen Seite ist das natürliche Keimreservoir die Gallenblase selbst.

Systematische Kontrollen der Galle, intraoperativ bei Cholezystektomien gewonnen, ergeben häufig eine bakterielle Kontamination auch bei nicht akut entzündlichem Geschehen.

So zeigen unsere bakteriologischen Untersuchungen der Blasengalle nach Cholezystektomie bei einem Kollektiv von 600 Steingallenblasen und 276 steinlosen, krankhaft veränderten Gallenblasen folgende Ergebnisse [16], Tabellen 1 und 2.

Auch Wittmann u. Welter [31] konnten bei 809 Gallenwegsoperationen in 34% Keime, und zwar vorwiegend Aerobier, nachweisen, bei über 70jährigen sogar über 50%.

---

* Herrn Prof. Dr. Ernst Kern, Direktor der Chirurgischen Universitätsklinik Würzburg, zum 60. Geburtstag herzlichst gewidmet
** Landeskrankenhaus, II. Chirurgische Abteilung, Auenbruggerplatz 5, A-8036 Graz

Die chirurgische Behandlung der Peritonitis
(Hrsg. v. E. Kern)
© Springer-Verlag Berlin Heidelberg 1983

Bakteriologische Befunde	%
Steril	67,6
Escherichia coli	13,6
Streptococcus faecalis	7,4
Enterobacter	4,3
Staphylococcus epidermidis	4,3
Sarcina	1,0
Pseudomonas pyocyanea	1,0
Proteus rettgeri	0,8

Tabelle 1. Bakteriologische Befunde bei 600 Steingallenblasen (II. Chirurgische Abteilung des Landeskrankenhauses Graz)

Bakteriologische Befunde	%
Steril	80
Escherichia coli	7
Streptococcus faecalis	5
Klebsiella	3
Pseudomonas pyocyanea	3
Proteus rettgeri	1
Sporenbildner grampositiv	1

Tabelle 2. Bakteriologische Befunde bei 276 steinlosen, krankhaft veränderten Gallenblasen (II. Chirurgische Abteilung des Landeskrankenhauses Graz)

Die Ursachen der galligen Peritonitis sind vielfältig. Sie sind aus den beiden folgenden Aufstellungen zu ersehen.

Ursachen der primären galligen Peritonitis
1) traumatisch,
2) „perforationslose" gallige Peritonitis,
3) Perforation im Bereich von Leber, Gallenblase und Gallengängen,
   - Karzinom,
   - Leberabszeß,
   - Platzen eines Gallenblasenempyems,
   - Druckusur durch Steine,
   - Wandgangrän durch Zirkulationsstörungen.

Ursachen der sekundären galligen Peritonitis (postoperativ)
1) Nach Eingriffen an Leber, Gallenblase und Gallengängen (Köle [14])
   - unbemerkte Verletzung des Ductus hepaticus oder Ductus choledochus,
   - durchtrennte aberrante Gallengänge bzw. Anomalien,
   - Abgehen der Zystikusligatur,
   - Nahtinsuffizienz bei Choledochotomie,
   - Verletzung bei Papillotomie (operativ, endoskopisch),
   - Gallenfluß nach Leberblindpunktion bzw. perkutaner transhepatischer Cholangiographie und Drainage.

2) Nach Eingriffen an Magen und Duodenum,
   – Nahtinsuffizienz am Duodenalstumpf,
   – Nahtinsuffizienz an der Anastomose.
3) Nach Eingriffen am Pankreas

In meinen Ausführungen möchte ich mich mit der primären galligen Peritonitis beschäftigen und die postoperative gallige Peritonitis nicht berücksichtigen, da sie bekannt ist und die Therapie im Rahmen des Vortrags von Herrn Largiadèr „Postoperative Peritonitis heute" (s. S. 19) erschöpfend behandelt wurde.

Traumatisch bedingte gallige Peritonitis

Leberrupturen sind eine häufigere, Gallenblasen- und Gallengangsrupturen hingegen eine äußerst seltene Unfallfolge offener oder stumpfer Bauchverletzungen, wie aus den Abbildungen von Spath [26] und Kümmerle [18] hervorgeht (s. Abb. 1 und 2).

Dies gilt für den Polytraumatisierten, aber noch viel seltener für isolierte Verletzungen der extrahepatischen Gallenwege. Unter ihnen überwiegt die Ruptur der Gallenblase mit 91%, wie eine Übersicht von Malvy [19] bei einem großen Krankengut zeigt:

– Ruptur der Gallenblase   91,0%
– Verletzung des Ductus choledochus   4,6%
– Verletzung des Ductus cysticus   3,3%
– Verletzung des Ductus hepaticus   1,1%

Slany [24] fand bei 462 stumpfen Bauchverletzungen des Wiener Unfallkrankenhauses keine einzige und Rostock [23] bei 250 stumpfen Leberverletzungen nur 2 Rupturen der Gallenblase und eine des Choledochus. Bis 1954 hatten Smith u. Hastings [25] 50 Fälle von Verletzungen der Gallenblase durch stumpfes Trauma zusammengestellt. Über einen äußerst seltenen Abriß beider Hepatikusäste bei einem Kind berichtet 1957 Tegtmeyer [29]. Wir selbst beobachteten, ähnlich wie Metzler [22], eine Patientin mit einem stumpfen Bauchtrauma, bei der die Laparotomie eine diffuse gallige Peritonitis, ein ausgedehntes retroperitoneales, gallig imbibiertes Hämatom und eine 1 cm lange Ruptur der Duodenalhinterwand und des D. choledochus ergab.

Die Ursache für die Ruptur der Gallenblase kann eine direkte Gewalteinwirkung und damit eine gewaltsame innere Drucksteigerung sein. Während die Gallenblase durch hydraulische Sprengwirkung rupturiert, wird der Choledochus wegen seiner geschützten Lage nur durch eine Quetschung oder Zerrung beträchtlicher Intensität verletzt. Liegt die Verletzung im retroduodenalen Anteil, ist die Diagnose erschwert, da die Galle sich zunächst ins Retroperitoneum ausbreitet und erst später zur galligen Peritonitis führt.

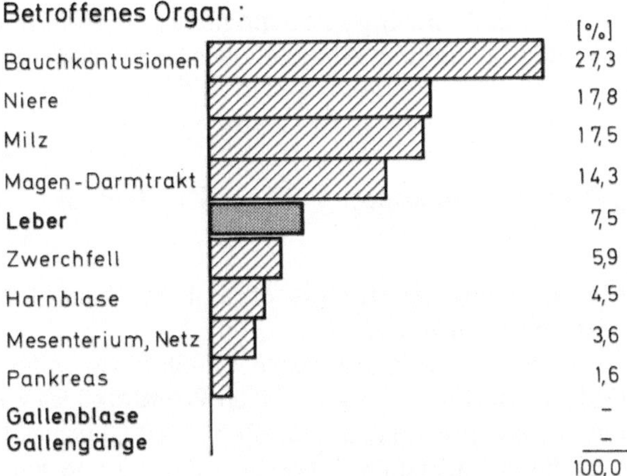

Abb. 1. Häufigkeit von Organverletzungen bei stumpfem Bauchtrauma; $n = 121$ (nach [26])

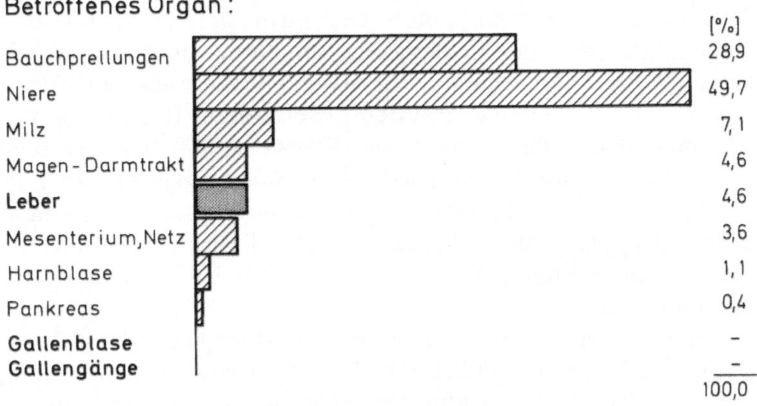

Abb. 2. Häufigkeit von Organverletzungen bei stumpfem Bauchtrauma; $n = 280$ (nach [18])

Das operative Vorgehen richtet sich nach der Art der Verletzung. Leberrupturen werden durch Naht, Tamponade und Drainage, ggf. durch eine Leberteilresektion versorgt. Die rupturierte Gallenblase wird cholezystektomiert.

Schwieriger sind die Verhältnisse bei Verletzungen der Gallengänge. Ihre Wiederherstellung ist nach Möglichkeit durch primäre Naht über einem Hepatikusdrain anzustreben. Oft verbieten mangelhafte Orientierung durch blutig-ödematöse Durchtränkung des Gewebes an der Verletzungsstelle, durch Brüchigkeit bedingte Unmöglichkeit einer exakten Versorgung durch Naht und die nach Überwindung des Unfallschocks gebotene Eile eine lange Suche nach den auseinanderliegenden Stümpfen, so daß nur ein Noteingriff mit Drainage und Streifen oder Docht möglich ist.

In einer 2. Sitzung sollte möglichst die Naht über einem Hepatikusdrain oder eine der bekannten Anastomosen zur Anwendung gebracht werden.

„Perforationslose" gallige Peritonitis

Für die gallige Peritonitis ohne Perforation fehlen makroskopisch sichtbare Perforationsöffnungen.

Während schon historische Quellen wie Saunders (1793), zit. nach Wondrák [32] und Barlow (1844), zit. nach Wondrák [32] von galliger Peritonitis unklaren Ursprungs sprechen, beschreiben 1910 Clairmont u. v. Haberer [5] zum ersten Mal einen Fall von galliger Peritonitis ohne nachweisbare Perforation an der Gallenblase oder den Gallenwegen, wobei sie der Meinung waren, die Galle sei durch die Wände der Gallenwege durchgesickert. Seitdem wurde dieses seltene Krankheitsbild wiederholt beschrieben und studiert und nach einer Erklärung gesucht.

Eine ist jene vom freien Durchtritt der Galle durch die Wand der Gallenblase bzw. der Gallengänge im Sinne einer Dialyse, Diapedese oder Filtration. Voraussetzung dafür ist ein Gallenrückstau oder ein plötzlicher Überdruck im Gallengangsystem. Besondere Bedeutung haben in diesem Zusammenhang die bis unter die Serosa der Gallenblase reichenden Luschka-Schläuche oder die subkapsulären Gallengänge an der Leberoberfläche.

Als 2. Ursache kommen eine krankhafte Wandschädigung durch phlegmonöse oder gangränöse Prozesse ohne Perforation oder eine übersehene Perforation in Frage, die aber wegen ihrer Kleinheit mit freiem Auge nicht erkennbar ist.

Eine weitere mögliche Erklärung besteht nach Blad [2] in der Pankreasfermentwirkung im Bereich des Gallengangsystems, die durch einen Refluxvorgang des Pankreassafts zustandekommt. Stauung und Galleninfektion begünstigen den Andauungsvorgang mit Wandschädigung und damit Durchtritt von Galle.

Wondrák [32] lehnt 1956 den mechanistisch-humoralen Standpunkt für die Erklärung dieses Krankheitsbildes ab und nimmt als Ursache eine funktionell-neurogene Störung über das vegetative Nervensystem mit segmentärer Vasokonstriktion und trophischen Schäden mit Durchlässigkeit an.

So ist die Ätiologie dieses Krankheitsbildes nach wie vor unklar, wobei heute in den meisten Fällen Mikroperforationen für den Durchtritt der Galle am ehesten als Ursache angenommen werden.

Diese Annahme scheinen McCredie et al. [20] 1980 zu bestätigen. Sie beschreiben eine primäre biliäre Peritonitis mit entsprechender Symptomatik, die erstmals mittels Choleszintigraphie mit ^{99m}Tc-Diethyl-HIDA diagnostiziert wurde. Gallenblase und Gallenwege zeigten keine Abnormität der hepatobiliären Ausscheidung, dann aber kam es zu einem freien Übertritt des radioaktiven Indikators in die Bauchhöhle (bei Fehlen des Markers im Dünndarm); im gesamten Abdomen, jedoch nicht innerhalb des Gastrointestinaltrakts, ist ein einheitliches Aktivitätsmuster erkennbar. Es ist anzunehmen, daß der Aktivitätstransport über eine Austrittsstellung im Gallengangsystem in die freie Bauchhöhle erfolgte, da ein anderer Ausscheidungsweg nicht nachweisbar ist.

Die ersten Zeichen einer perforationslosen galligen Peritonitis können oft so unauffällig sein, daß sie leicht bagatellisiert werden. Meist zeigen sich zunehmende Koliken im rechten Oberbauch, der anfangs gute Allgemeinzustand verschlechtert sich zusehends, eine leichte Gelbfärbung der Haut tritt hinzu, und im ganzen Abdomen läßt sich eine deutliche Druckschmerzhaftigkeit, aber *nicht* die brettharte Bauchdeckenspannung einer eitrigen Peritonitis nachweisen. Heller (zitiert bei Hense) und Hense [12] beobachteten, daß die Kranken trotz kühler Körperoberfläche unter einem quälenden Hitzegefühl leiden und „sich immer frei strampeln". Als Ursache sehen sie die Vasodilatation infolge gallensaurer Salze an.

Die Therapie unterscheidet sich i. allg. nicht wesentlich von der einer anderen Peritonitis: Laparotomie, Beseitigung der Ursache, und zwar der meist krankhaft veränderten Gallenblase, Spülung mit PVP (Polyvinylpyrrolidinjod), Drainage, Streifen und hohe Dosen von Breitbandantibiotika.

Perforation im Bereich von Leber, Gallenblase und Gallengängen

Während die Perforation etwa eines Leberabszesses zu den Seltenheiten gehört, trifft man sie bei der Gallenblase öfters an, wenngleich i. allg. die Perforationsgefahr unterschätzt wird.

So konnte Kunz [17] 1960 berichten, daß die Häufigkeit der Gallenblasenperforation erheblich zugenommen hat. Während sie bis 1942 nur 1,9% betrug, schnellte sie danach bei der akuten Cholezystitis auf 7,7% hinauf.

Die Häufigkeit von Gallenblasenperforationen zeigt Tabelle 3.

Tabelle 3. Häufigkeit von Gallenblasenperforationen, bezogen auf die Zahl der operativen Eingriffe an Gallenblase und Gallenwegen bei gutartigen Erkrankungen

Autoren	Jahr	Operative Eingriffe (*n*)	Perforationen (*n*)	%
Grözinger [11]	1965	2 278	26	1,1
Spohn u. Müller-Kluge [27]	1965	1 898	25	1,3
Cowley u. Wood, zit. nach Merguet [21]	1966	4 625	51	1,1
Cassau u. Siewert [4]	1968	3 462	117	3,3
Merguet [21]	1972	1 612	28	1,7
Köle (eigenes Krankengut bis 1981)	1972–1981	3 506	54	1,5

Für die Entstehung einer Perforation am Gallengangsystem werden mehrere schädigende Faktoren verantwortlich gemacht. In der Hauptsache kommen in Betracht: pathologischer Füllungszustand mit Überdruck (etwa bei einem Empyem durch Steinverschluß), Druckusur der Wand durch Steine, Gangrän der Wand durch Zirkulationsstörungen infolge Steindrucks, Wandabszesse und hämorrhagischer Infarkt der Wand als Folge venöser Stauungen durch einen im Hals sitzenden Stein sowie das Karzinom.

Perforationen beim Gallenblasenkarzinom sind eine seltene Komplikation, wie aus den spärlichen Mitteilungen in der Literatur zu ersehen ist. Berichte darüber stammen u. a. von Bussmann, Gallagher u. Kotorac mit je einem Fall, Butler u. Harkins u. Thorbjarnason mit je 2 und Götze [10] mit 24 Fällen, bei denen 22mal eine Cholelithiasis bestand. Wir selbst weisen in unserem Krankengut mit 106 operierten Gallenblasenkarzinomen keine Perforation auf [8], wohl aber eine Patientin mit galliger Peritonitis durch eine Perforation am distalen Choledochus bei ausgedehntem Pankreaskopfkarzinom.

Die Perforationsöffnungen sind in der Regel im Bereich des nekrotisch zerfallenen Krebsgewebes zu finden; manchmal kommt es auch im Randgebiet des Karzinoms zum Durchbruch.

Götze [10] unterscheidet 3 Perforationsarten des Gallenblasenkarzinoms:

Typ I: chronische Perforation mit Fistel in Duodenum oder Kolon	45,8%
Typ II: gedeckte Perforation mit Netzabdeckung	25,0%
Typ III: freie Perforation	29,2%.

Die Prognose dieser Komplikation ist infolge des Zusammentreffens einer so schweren Erkrankung wie des Gallenblasenkarzinoms mit einer Perforation mit galliger Peritonitis besonders schlecht und entmutigend.

Da therapeutisch infolge des fortgeschrittenen Grundleidens eine Sanierung durch Cholezystektomie und damit Beseitigung der Perforationsstelle überhaupt nur in etwa 33% der Fälle möglich ist und davon nach Götze [10] 77% der Fälle mit galliger Peritonitis den Eingriff nicht überleben, ist die energische Forderung nach Frühoperation des Steinleidens eine echte Präventivmaßnahme, nicht nur im Hinblick auf die mögliche Entstehung des Gallenblasenkarzinoms auf dem Boden von Cholelithiasis und chronischer Cholezystitis, sondern auch im Hinblick auf deren Komplikationen mit Perforation und galliger Peritonitis.

Die verschiedenen Perforationsrichtungen bei entzündlichen Erkrankungen sind aus der folgenden Aufstellung ersichtlich.

Perforationsrichtungen der Gallenblasenperforation
- freie Perforation in die Bauchhöhle,
- pericholezystitischer Abszeß,
- Perforation in Hohlorgane (innere Fistel),
- Perforation in die Leber,
- Perforation in die Bauchdecken,
- Perforation in das Subphrenium.

Die Symptomatik ist in den meisten Fällen durch das Steinleiden geprägt. Im Verlauf dieses Leidens kann die Perforation allerdings auch stattfinden, ohne daß akute Erscheinungen im Krankheitsverlauf vorausgegangen sind. Sie hängt weitgehend vom Zustandekommen oder Ausbleiben schützender Adhäsionen ab. Treten frühzeitig abdichtende Verklebungen auf, kann die Perforation ohne schwere Schmerzattacken erfolgen und die Symptome der Perforation sind weitaus milder.

Bei freier Perforation sind die Symptome denen einer Perforationsperitonitis anderer Genese ähnlich; häufig werden zusätzlich ein leichter Ikterus, Schüttelfrost und eine hartnäckige Darmparalyse beobachtet. Die Schmerzlokalisation führt manchmal zu diagnostischen Schwierigkeiten, etwa bei dystoper Lage der Gallenblase oder bei Perforation subseröser Gallengänge an der Leberober- oder -unterfläche. So konnten wir bei einer 61jährigen Patientin mit galliger Peritonitis bei Perforation eines im linken Leberlappen ausgeweiteten subserösen Gallengangs bei Choledocholithiasis einen besonders intensiven Druckschmerz im linken Unterbauch feststellen.

Oft bestehen bedrohliche Schmerzzustände, besonders im rechten Unterbauch, die differentialdiagnostisch gegen Krankheiten benachbarter Organe soweit als möglich vor der Laparotomie abzugrenzen sind.

Oberstes Ziel der Therapie ist die Ausschaltung der Infektionsquelle und die Entfernung des infektiös-toxischen Materials. So besteht die Therapie jeder Gallenblasenperforation in der sofortigen Operation, ein Hinausschieben erhöht die Letalität. Für die freie und gedeckte Perforation der Gallenblase ist die Cholezystektomie die Methode der Wahl. Eine Cholezystostomie haben wir in keinem Fall durchgeführt; sie wird heute auch als Notoperation weitgehend abgelehnt.

Handelt es sich um die Perforation eines subserösen Gallengangs, können für die Suche nach der Perforationsstelle Fibrinbeläge als Wegweiser dienen, worauf besonders Felix [9] hingewiesen hat. In diesen Fällen liegt fast immer eine Gallenstauung durch eine Choledocholithiasis vor, die durch Choledochotomie und Entfernung der Steine zu beheben ist. Hier ist die Beseitigung der Stauung überhaupt eine Grundvoraussetzung für die erfolgreiche Behandlung, die durch eine äußere Choledochusdrainage sinnvoll ergänzt wird. Eine transduodenale Sphinkterotomie mußten wir in unserem Krankengut nicht durchführen [15]. Die Perforationsstelle eines solchen Gallengangs wird übernäht. Um einen Verschluß der Perforationsöffnung zu erreichen, zerstört Sziberth [28] das Gangepithel durch Elektrokoagulation und deckt das Koagulationsgebiet mit Netz ab.

Bei Vorliegen einer inneren Fistel in das Duodenum oder Kolon wird die Perforationsöffnung im Darm zweischichtig übernäht. Liegt seltenerweise gleichzeitig ein Gallensteinileus vor, wird sich das Vorgehen aus dem Allgemeinzustand des Patienten und dem Grad der Peritonitis ergeben. Anzustreben ist die Behebung des Ileus mit Enterolithotomie, Beseitigung der inneren Fistel und Entfernung des Perforationsherdes. Dies wird allerdings nicht immer vertretbar sein. Besteht keine Peritonitis, ist die Enterolithotomie angezeigt, während Cholezystektomie und Beseitigung der Fistel später vorgenommen werden.

Tabelle 4. Operationsletalität nach Gallenblasenperforation

Autoren	Jahr	Zahl der Perforationen (n)	Todes- fälle (n)	%
Grözinger [11]	1965	26	13	50
Spohn u. Müller-Kluge [27]	1965	25	6	24
Bergerhof [1]	1967	12	7	58
Cassau u. Siewert [4]	1968	117	45	38
Merguet [21]	1972	28	7	25
Köle (eigenes Krankengut bis 1981)	1972–1981	54	6	11

Es ist bekannt, daß die Galle besonders große Flüssigkeitsverluste durch Exsudation in die Bauchhöhle bewirkt. Nach Hense [12] werden daher mit großer Geschwindigkeit Gallensäuren resorbiert und abtransportiert. Durch hohen Plasmaverlust und auch durch die toxinbedingte Vasodilatation kommt es früh zum Schock mit seinen Folgezuständen, die besonders schwer sind, wenn die Galle diffus über die ganze Bauchhöhle verteilt ist. Es sind daher sowohl Bakterien wie gallensaure Salze aus der Bauchhöhle zu entfernen oder zumindest zu vermindern, weshalb bei der diffusen galligen Peritonitis eine ausgiebige intraoperative Spülung besonders angezeigt ist. Wir führen sie mit physiologischer NaCl-Lösung bzw. mit dem Antiseptikum PVP (Polyvinylpyrrolidinjod) in einer von Encke [7] angegebenen Konzentration von 0,75% (etwa 100 ml auf 1000 ml) durch, um die Keimzahl zu vermindern und die Galle aus der Bauchhöhle zu eliminieren. Hinsichtlich der Keime wird eine Verminderung nicht nur durch die mechanische Spülung, sondern nach Weissenhofer [30] auch durch die bakterizide Wirkung des PVP erreicht. Eine postoperative Spülung führen wir nicht durch.

Bei lokalisierter Peritonitis muß dagegen vermieden werden, durch eine Spülung die übrige, nicht kontaminierte Bauchhöhle zu eröffnen. Hier saugen bzw. tupfen wir das Operationsgebiet sorgfältig aus. Dieses wird mit einem nicht zu dünnen Drainrohr und ggf. mit einem Streifen abgesichert.

Eine intensive Schocktherapie mit ausreichender Substitution von Elektrolyten, Eiweiß und Blut sowie Leberschutzinfusionen mit L-Arginin 10 g, D,L-Apfelsäure 10 g, Na 60 mmol, K 10 mmol und Sorbit 25 g und eine allgemeine Antibiotikatherapie in entsprechender Dosierung und genügend langer Applikation ist sofort anzuschließen.

Die gallige Peritonitis ist nach wie vor ein äußerst ernstes Krankheitsbild, wenn es auch seltene Formen der abakteriellen galligen Peritonitis gibt, die einen milderen Verlauf aufweisen. Die bakterielle gallige Perforationsperitonitis führt unbehandelt fast immer zum Tode, und auch mit einer operativen Behandlung sind die Ergebnisse unbefriedigend, wie Tabelle 4 zeigt.

Bedeutend verschlechtert wird die Prognose bei gleichzeitigem Bestehen einer Leberzirrhose.

Wenn sich in den letzten Jahren unter dem Einfluß der derzeitigen Behandlungsmethoden die Ergebnisse i. allg. gebessert haben, bleibt die gallige

Peritonitis doch eine sehr ungünstige Komplikation des Gallensteinleidens. Unter diesem Eindruck besteht daher zu Recht die Forderung, Gallenleiden mit Beschwerden, insbesondere die Cholelithiasis, früh einer operativen Behandlung zuzuführen, um damit der Gefahr einer galligen Peritonitis zu begegnen.

Literatur

1. Bergerhof HD (1967) Die Letalität in der Gallensteinchirurgie. Dtsch Med Wochenschr 92:157
2. Blad A (1917) Studien über die Gallenperitonitis ohne Perforation der Gallenwege. Arch Klin Chir 109:101
3. Brook DP, Cohn J (1962) The role of fluid replacement in the treatment of bile peritonitis. Surgery 51:621
4. Cassau D, Siewert R (1968) Die Gallenblasenperforation. Bruns Beitr Klin Chir 216:343
5. Clairmont P, Haberer H v (1910) Gallige Peritonitis ohne Perforation der Gallenwege. Mitt Grenzgeb Med Chir 22:154
6. Eichfuss HP, Kortmann KB, De Heer K, Eckert P (1980) Gallige Peritonitis. In: Bröckner JB (Hrsg) Kreislaufschock. Anaesthesiologie und Intensivmedizin, Bd 125. Springer, Berlin Heidelberg New York, S 291−295
7. Encke A (1981) Postoperative Peritonitis. Akutdiagnostik und Akuttherapie. Melsunger Med Mitt 52:225
8. Ertl M (1976) Das primäre Gallenblasenkarzinom. Chir Praxis 21:609
9. Felix W, Plagemann W (1958) Über gallige Peritonitis. Langenbecks Arch Klin Chir 289:594
10. Götze KJ (1976) Das perforierte Gallenblasenkarzinom. Münch Med Wochenschr 118:469; dort weitere Karzinomliteratur
11. Grözinger KH, Krumhaar D (1965) 20 Jahre Chirurgie der extrahepatischen Gallenwege an der Chir. Univ.-Klinik Heidelberg. Chirurg 36:410
12. Hense G (1960) Über perforationslose gallige Peritonitis und die Bedeutung eines abnormen Hitzegefühles als diagnostisches Frühsymptom. Zentralbl Chir 85:1126
13. Köle W (1961) Ein weiterer Beitrag zur Genese der galligen Peritonitis. Wien Med Wochenschr 101:67
14. Köle W (1969) Erfahrungen mit der drainagelosen idealen Cholezystektomie. Langenbecks Arch Chir 324:307
15. Köle W, Ornig H (1980) Diagnostik der Papillenstenose, Indikation und Technik der Papillotomie. Zentralbl Chir 105:1546
16. Köle W, Resch M, Wetl K (1983) Zur Problematik der steinfreien Gallenblase, ein Bericht über 276 Cholezystektomien. Wien Med Wochenschr 133:31
17. Kunz H (1960) Das akute Abdomen, 2. Aufl. Urban & Schwarzenberg, München Berlin
18. Kümmerle F (1959) Die stumpfen Bauchverletzungen. Vortr. prakt. Chir. 55. Heft. Enke, Stuttgart
19. Malvy P (1958) Gallenperitonitis. Presse Méd Paris 66:665
20. McCredie JA, Driedger AA, Anderson RJ (1980) Primary biliary peritonitis. Can J Surg 23:481
21. Merguet H (1972) Perforation der Gallenblase. Med Welt 23:162
22. Metzler F (1930) Eine seltene Verletzung des D. choledochus und pancreaticus. Zentralbl Chir 59:279
23. Rostock P (1955) Handbuch der gesamten Unfallheilkunde, Bd II. Enke, Stuttgart, S 436
24. Slany A (1948) Die stumpfen Bauchverletzungen. Maudrich, Wien
25. Smith SW, Hastings TN (1954) Traumatic rupture of the gallbladder. Ann Surg 139:517
26. Spath F (1955) Stumpfe Bauchverletzungen. Dtsch Med J 6:714

27. Spohn K, Müller-Kluge M (1965) Operationstechnik und Ergebnisse bei Eingriffen wegen Steinleiden der Gallenwege. Fortschr Med 83:275
28. Sziberth K (1957) Spontanruptur aberranter Gallengänge bei Choledocholithiasis-Behandlung. Chirurg 28:228
29. Tegtmeyer F (1957) Die subcutane Ruptur der extrahepatischen Gallenwege. Chirurg 28:406
30. Weissenhofer W (1979) Antisepsis in der Behandlung der diffusen Bauchfellentzündung. Acta Chir Austr [Suppl] 31:3
31. Wittmann DH, Welter J (1981) Die Oberbauchperitonitis. In: Kempf P (Hrsg) Behandlung der Peritonitis. Zuckschwerdt, München, S 113
32. Wondrák E (1956) Die sogenannte perforationslose Gallenperitonitis als akute Baucherkrankung. Zentralbl Chir 81:93

Pankreatitis und Peritonitis

M. Trede und A. W. Hoffmeister[*]

Die Suche nach Zusammenhängen zwischen Pankreatitis und Peritonitis beginnt mit der pathologischen Anatomie:

Das Bauchfell des ausgewachsenen Menschen hat eine Fläche von ca. 1,8 m². Von diesen stehen nur knapp 80 cm² in Kontakt mit der Vorderfläche des normalen gesunden Pankreas (Abb. 1). Deshalb mag der Leitsatz gelten:

„Keine Pankreatitis ohne Peritonitis".

Diese Peritonitis wird im Regelfall nur sehr begrenzt sein. Wir wissen es allerdings nicht genau, weil es sich hier um die häufigste Form der Pankreatitis handelt, die ödematöse, die fast immer der sicheren Diagnostik durch Operation oder Autopsie entgeht.

Jede Pankreatitis beginnt in der Drüse, also im Retroperitonealraum. Von hier aus kann sie direkt oder indirekt zu einer Peritonitis führen. Gemeinsamer Nenner ist die typische Nekrose durch Öffnung eines „Pandorakastens" voller Enzyme: Lipase, Phospholipase A, Trypsin, Kollagenase, Elektase, Kinine u. a. [14] (Tabelle 1).

Indirekte Peritonitisentstehung bei Pankreatitis

Auf indirektem Wege erreichen diese Wirkstoffe über Lymph- und Blutbahnen die gesamte Fläche des Bauchfells. Sie verursachen dort auch im klinischen Stadium I eine Hyperämie, disseminierte Fettgewebsnekrosen, Exsudat, später Fibrinbeläge und Aszites; mit anderen Worten: eine zunächst abakterielle, chemische Peritonitis [9].

Auf dieser Erkenntnis basieren dann auch Versuche, die toxischen Produkte der Pankreatitis durch Peritonealdialyse auszuwaschen [11]. Ranson konnte tatsächlich im Dialysat seiner Pankreatitispatienten die obengenannten Enzyme identifizieren [12]. Er meinte, durch die Dialyse auch die Frühletalität senken zu können. Die z. T. tödlichen Komplikationen der Pankreasnekrose, zu denen übrigens auch die Peritonitis zählt, wurden allerdings durch die Spülung nicht verhindert.

---

* Chirurgische Klinik, Klinikum Mannheim, Th. Kutzer-Ufer, D-6800 Mannheim

Die chirurgische Behandlung der Peritonitis
(Hrsg. v. E. Kern)
© Springer-Verlag Berlin Heidelberg 1983

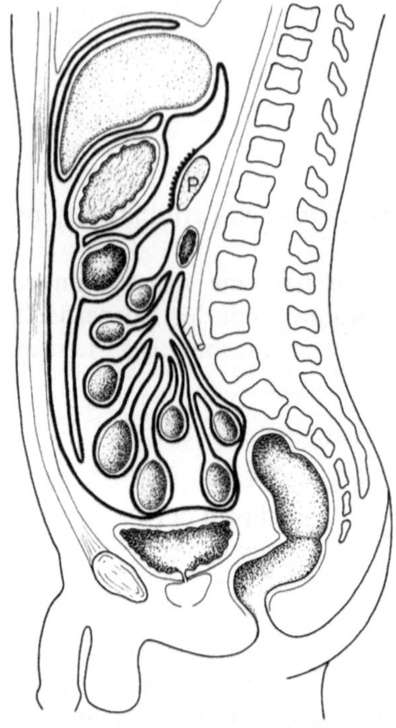

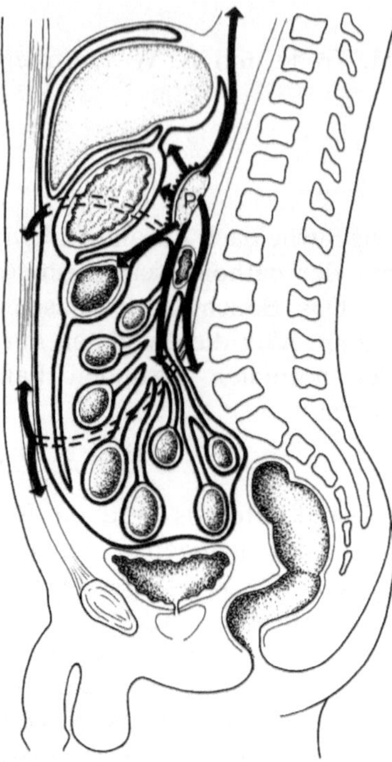

Abb. 1   **Abb. 2**

Abb. 1. Sagittalschnitt des menschlichen Abdomens: Die peritoneumüberkleidete Pankreasvorderfläche ist gepunktet hervorgehoben; *P* Pankreas

Abb. 2. Sagittalschnitt des menschlichen Abdomens: Die *Pfeile* markieren typische Exsudat- und Nekrosestraßen im Retroperitonealraum und zwischen den mesenterialen Peritonealduplikaturen; *P* Pankreas

Tabelle 1. Direkt und indirekt (lymphogen, hämatogen) im Verlauf einer akuten Pankreatitis angreifende Fermente (nach [14])

Enzymatische Nekrosen ——————→ Peritonitis

Enzym	Substrat	Wirkung
Lipase	Triglyzeride	Fettgewebsnekrose, Lipolyse
Phospholipase A	Zellmembranphosphatide	Membranzerstörung
Trypsin	Trypsinogen, Chymotrypsinogen, Phospholipase A + B	Koagulationsnekrosen
Chymotrypsin	Denaturiertes Gerüstprotein	Koagulationsnekrosen
Elastase	Gerüstproteine (elastische + kollagene Fasern)	Elastolyse, Kollagenolyse

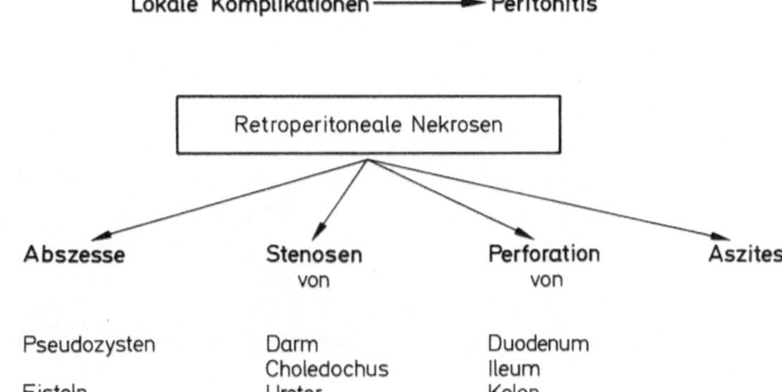

Abb. 3. Typische Manifestationen intra- und retroperitonealer Komplikationen als Folge der pankreatogenen Peritonitis

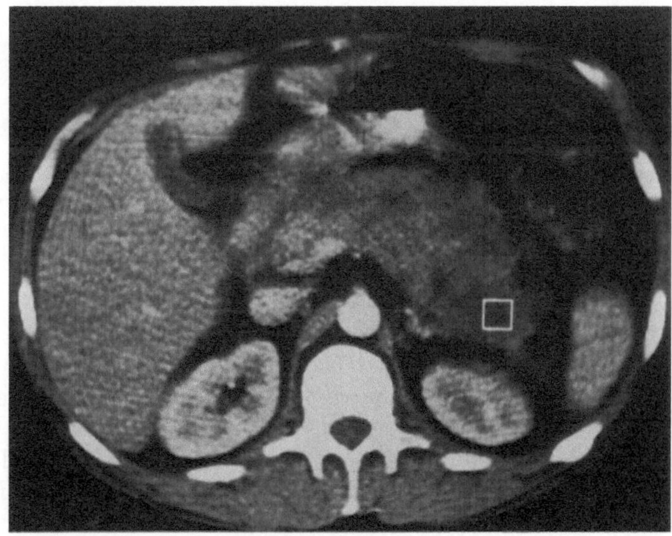

Abb. 4. Patient L. T., 29 Jahre: Alkoholanamnese, stationäre Aufnahme im Schock mit septischen Temperaturen bei akutem Abdomen. Die Computertomographie zeigt neben dem ödematös aufgelockerten Pankreaskorpus den nekrotisch zerfallenden Pankreasschwanz und benachbarte Abszesse. Der Befund wurde bei der Laparotomie bestätigt. Der Patient überstand die schwere Erkrankung nach Abszeßdrainagen, Peritonealspülung, assistierter Beatmung und Plasmaseparation

Direkte Peritonitisentstehung bei Pankreatitis

Ist erst einmal die Drüsenkapsel durchbrochen, so infiltriert die „toxische Brühe", wie Trapnell sie nennt [13] auf direktem Wege präformierte retroperineale Räume und sickert breitflächig, alles andauend zwischen die Peritonealblätter des Mesokolons und Mesenteriums (Abb. 2).

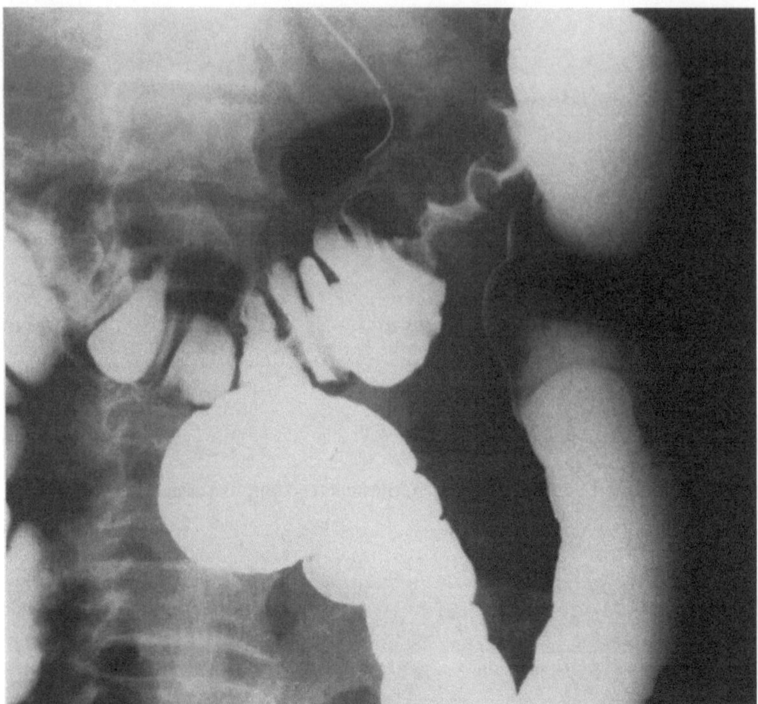

Abb. 5. Patient B. J.: Stationäre Aufnahme in die Chirurgie wegen akutem Abdomen mit deutlichem Peritonitismus im gesamten Oberbauch. Nach Abklingen der akuten Pankreatitis persistierten Stuhlunregelmäßigkeiten. Die Kolonkontrastuntersuchung wies eine Stenose im distalen Colon transversum nach, die zu einem computertomographisch nachgewiesenen entzündlichen „Tumor" im linken Oberbauch paßte

Der Sagittalschnitt der Bauchhöhle zeigt, wie beim fulminanten Verlauf jeder cm^2 Peritonealfläche von der tryptischen Nekrose erreicht werden kann. Diese Nekrosestraßen reichen v. a. parakolisch hinab ins linke Hypochondrium und ins Mediastinum hinauf und von dort bis in die vordere Bauchwand. Hier kann es als Zeichen des sicheren Todes zu einer Verfärbung der Haut (dem Cullen- oder Grey-Turner-Zeichen) kommen.

Übersteht der Patient aber diese erste akute Phase der Pankreatitis, kommt es *nicht* zu einem Zusammenbruch einer oder mehrerer Organfunktionen (Niere, Lunge, Kreislauf, Gerinnung), dann drohen weitere Komplikationen durch die retroperitonealen Nekrosen [3] (Abb. 3).

Durch Infektion etwa aus paralytischen Darmschlingen (oder komprimierten Gallenwegen) bilden sich retroperitoneale Abszesse mit dem Bild einer Sepsis [7] (Abb. 4).

Ähnliches geschieht verzögert, schleichender durch Superinfektion von Pseudozysten und Fisteln [2].

Kompression durch den entzündlichen retroperitonealen „Tumor" sowie Thrombosen der Mesenterialgefäße können zu bedrohlich aussehenden Stenosen führen, wie bei diesem 74jährigen Patienten mit „Colon-cut-off"-Zeichen

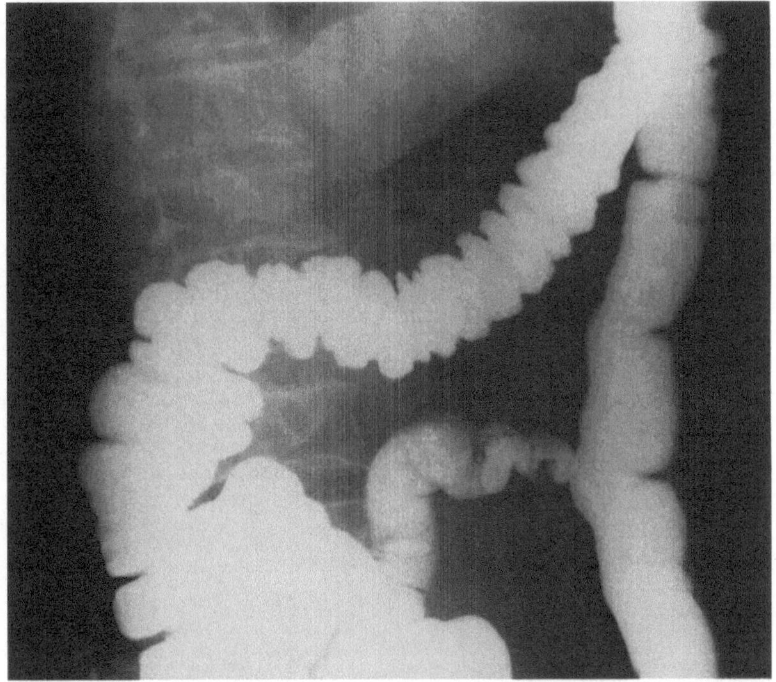

Abb. 6. Patient B. J., 74 Jahre: Die in Abb. 5 beschriebene Kolonstenose war innerhalb von 6 Wochen nach Krankheitsbeginn wieder rekanalisiert

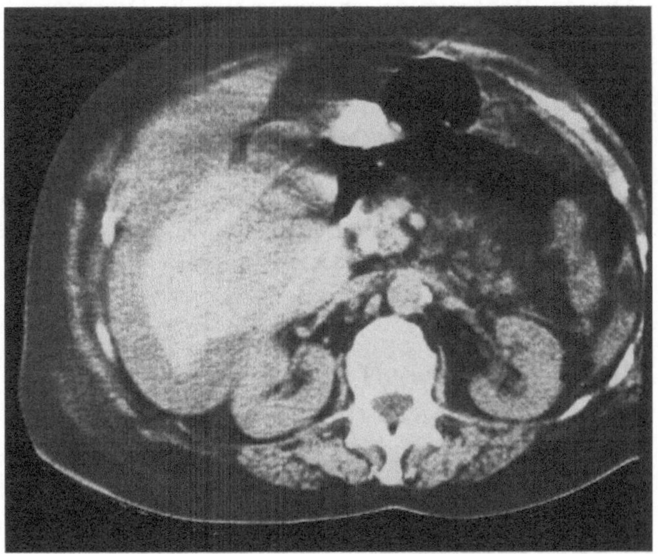

Abb. 7. Patientin F. A., 71 Jahre: Computertomographisch fand sich bei klinisch bekannter akuter Pankreatitis eine diffuse Schwellung der Bauchspeicheldrüse mit feinfleckigen Nekrosearealen und intra- wie auch retroperitonealer Aszites- bzw. Flüssigkeitsbildung

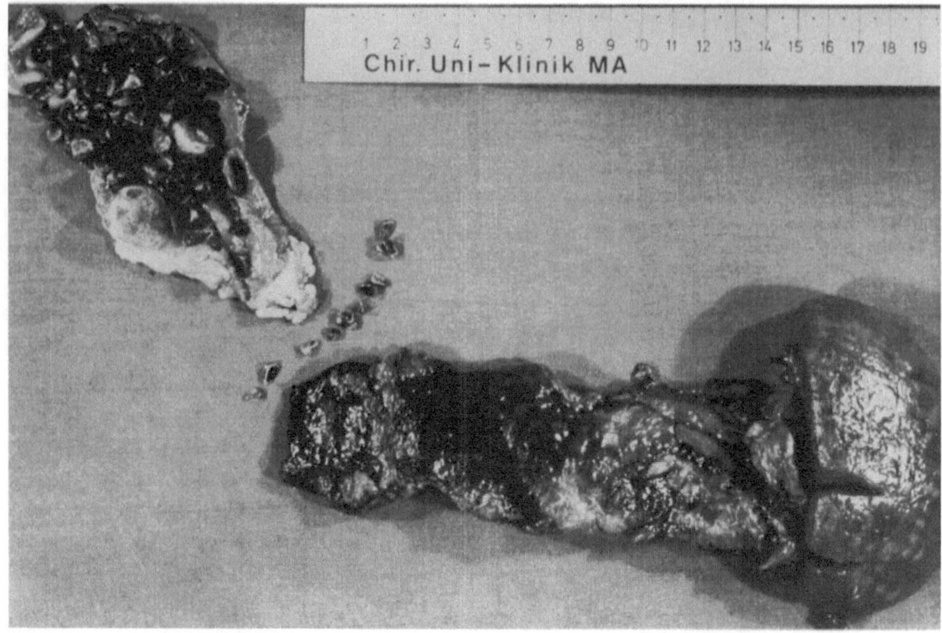

Abb. 8. Patient P. E., 68 Jahre: Cholezystocholedocholithiasis als Ursache einer partiell hämorrhagisch-nekrotisierenden Pankreatitis. Der Patient verstarb nach der subtotalen Pankreassektion im Status toxicosus an einem frischen Myokardinfarkt

(Abb. 5). Röntgenologisch müßte hier die Diagnose „Kolonkarzinom" heißen, wäre da nicht der typische Verlauf einer akuten Pankreatitis und dieses Kontrollbild 6 Wochen später (!) (Abb. 6).

Derartige Darmkomplikationen können aber auch zu fixierten chronischen Stenosen führen [4] oder aber zur Infarzierung ganzer Darmabschnitte [1] mit einer meist tödlichen Peritonitis.

Schließlich gilt als seltene Sonderform einer chronischen Peritonitis der postpankreatitische Aszites [9] (Abb. 7). Als wahrscheinlichste Ursache wird hier die Ruptur einer Pseudozyste postuliert [5].

Eigenes Krankengut

In die Mannheimer Chirurgische Klinik kamen in knapp 10 Jahren 309 Patienten mit einer akuten Pankreatitis zur Aufnahme.

Ursachen: Bei 123 Patienten stand ein Gallensteinleiden (Abb. 8), bei 84 ein Alkoholabusus ursächlich im Vordergrund. Hierzu kamen 19 Pankreatitisfälle nach Operationen bzw. Polytrauma, 5 esoterische Pankreatitiden (Askariasis,

Tabelle 2. Ursachen der akuten Pankreatitis ($n = 309$, Chirurgische Klinik Mannheim, 1. 1. 1973–1. 8. 1982)

Ursachen	n
1) Biliär	123
2) Alkoholisch	84
3) Postoperativ	
– nach Polytrauma	11
– nach Abdominaloperation	4
– iatrogene Kolonperforation	3
– endoskopische Sphinkterotomie (EST)	1
	19
4) Andere	
– Lebensmittelintoxikation	2
– Askariden	1
– Granatsplitter	1
– Hyperparathyreoidismus	1
	5
5) Idiopathisch	78
Gesamtzahl	309

Tabelle 3. Klinische Befunde bei 309 Patienten mit akuter Pankreatitis (Chirurgische Klinik Mannheim 1. 1. 1973–1. 8. 1982)

Symptom	n
Schmerzen	186
Peritonismus	123
Ileus	103
Septische Temperaturen	28
Pleuritis	17

Tabelle 4. Peritonitische Begleitreaktionen der akuten Pankreatitis bei 191 operierten Patienten

Befunde	n
Fettgewebsnekrosen	71
Fibrinauflagerungen, Aszites	60
Abszesse	20
Gesamtzahl	151

Tabelle 5. Schweregrad und Letalität bei akuter Peritonitis; Klassifikation der verschiedenen Stadien nach Kümmerle [6]. Chirurgische Klinik Mannheim, 1. 1. 1973–1. 8. 1982

	Gesamtzahl	Schweregrad		
		I	II	III
Patientenzahl	309	180	83	46
Verstorben	57 (18%)	3 (1,6%)	19 (23%)	35 (76%)

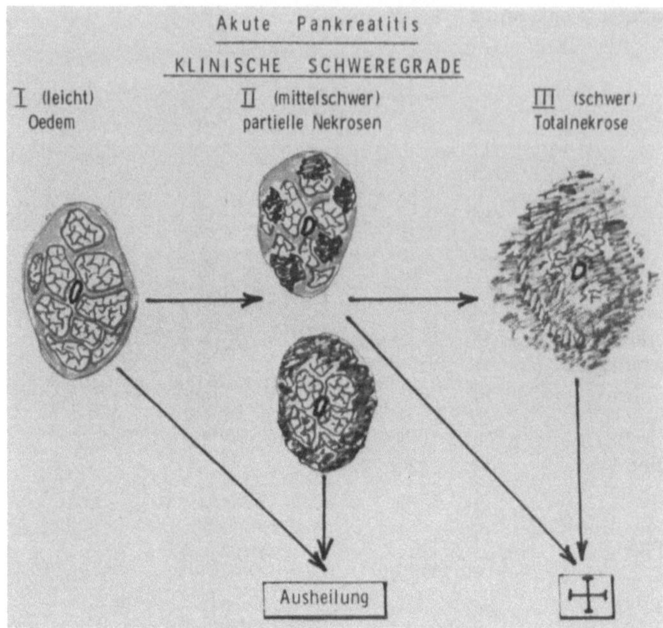

Abb. 9. Stadieneinteilung der akuten Pankreatitis

Tabelle 6. Letalität der akuten Pankreatitis in Abhängigkeit von Schweregrad und Therapiemaßnahmen. Chirurgische Klinik Mannheim, 1. 1. 1973–1. 8. 1982

Therapie	Gesamt		Schweregrad					
	(n)	(†)	I	(†)	II	(†)	III	(†)
Konservativ	118	(6)	98	(1)	17	(2)	3	(3)
Gallenwegsrevision Nekrosektomie Drainage	180	(43)	82	(2)	63	(14)	35	(27)
Pankreasresektion	11	(8)	–		3	(3)	8	(5)
Gesamt	309	(57)	180	(3)	83	(19)	46	(35)

Granatsplitter, Hyperparathyreoidismus, Intoxikation) sowie 78 Patienten, bei denen die Ursache unklar blieb (Tabelle 2).

Klinische Befunde: Die Analyse der Befunde zeigt, daß natürlich alle 309 Patienten als Hauptsymptom den Oberbauchschmerz angaben. Bei 123 fand sich darüber hinaus ein deutlicher Peritonismus (Tabelle 3).

   Die Zahl der Fälle, die dann schließlich bei der Operation Zeichen der Peritonitis aufwiesen, lag sogar noch höher (Tabelle 4).

Es waren 151 Patienten, d. h. die Hälfte des Gesamtkollektivs und 80% der operierten Patienten, die deutliche Zeichen einer Peritonitis beim Ersteingriff boten. Die Veränderungen reichten von Fettgewebsnekrosen mit Kalkspritzern und abakteriellem Aszites bis hin zu Abszessen und eitriger Peritonitis.

Schweregrad, Therapie und Letalität

Nach den bekannten Kriterien [6] befanden sich 180 Patienten im klinischen Stadium I mit (vermutlich) leichten ödematösen Veränderungen, 83 im Stadium II, der mittelschweren Form mit partiellen Nekrosen, und 46 Patienten hatten eine Totalnekrose der Drüse (Tabelle 5).

Die Letalität lag, ähnlich wie bei anderen Autoren, bei 1,6% im Stadium I, 23% im Stadium II und 76% im Stadium III.

Natürlich handelt es sich bei diesen 3 Stadien nur um deskriptive Momentaufnahmen. Die Übergänge sind fließend, die Zeitabläufe unterschiedlich. Fast alle Patienten erholen sich vom Stadium I. Manche kommen bereits im Stadium III zur Aufnahme, und andere erreichen dieses Stadium erst nach tagelangem progredientem Verlauf (Abb. 9).

Mit letzter Sicherheit ließen sich die 3 Stadien weder klinisch noch mit der Computertomographie und nicht einmal beim operativ freigelegten Pankreas unterscheiden. Leger hat erst kürzlich wieder darauf hingewiesen, daß selbst der erfahrene Operateur eine nur oberflächliche peripankreatische Nekrose in 50% der Fälle als Totalnekrose (Stadium III) verkennt [8].

Insgesamt wurden 118 Patienten konservativ behandelt und die übrigen 191 (das sind 62%) operiert. 180mal handelte es sich um Minimaleingriffe: Pankreasdrainagen, Sanierung der Gallenwege und Nekrosektomie (Tabelle 6).

Die 11 ausgedehnten Pankreasresektionen, darunter eine totale Duodenopankreatektomie bei kompletter Pankreasnekrose (Abb. 10) galten den Schwerstkranken, von denen dann auch nur 3 den Eingriff überlebten.

Schlußbetrachtung

Diese Zahlen decken sich weitgehend mit denen der bisherigen Literatur und lassen keine neuen Schlüsse zu.

Immerhin scheint sich insgesamt folgendes Konzept zu bewähren:

Die konservative Intensivüberwachung und -therapie hat zunächst immer Vorfahrt.

Operiert werden nur Patienten mit ungeklärtem Peritonismus (zum Ausschluß einer extrapankreatischen Katastrophe) und/oder progredientem Verlauf. Bei letzterem beschränken wir uns auf das Notwendigste: Nekrosektomie, Spülung, Drainage (ggf. Sanierung der Gallenwege).

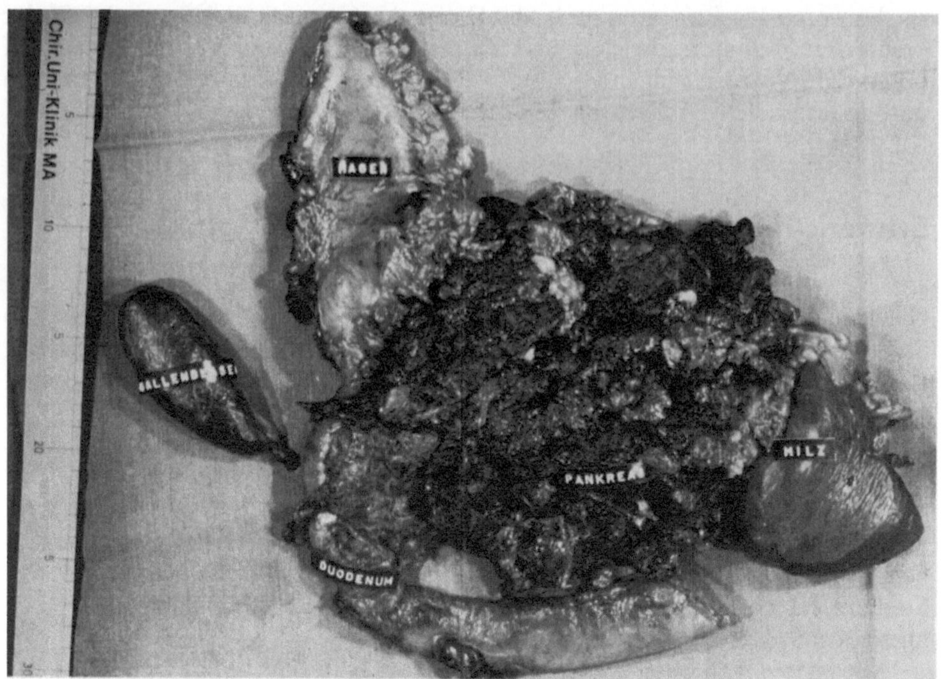

Abb. 10. Patient R. W., 37 Jahre: Das Pankreatektomiepräparat zeigt ausgedehnte hämorrhagische Nekrosen im Bereich der Pankreasloge. Die totale Duodenopankreatektomie erfolgte nach kontinuierlicher Verschlechterung des Allgemeinzustands des Patienten trotz intensiv-therapeutischer Maßnahmen, insbesondere aber auch wegen eines akut einsetzenden Hämoglobinabfalls mit Schocksymptomatik

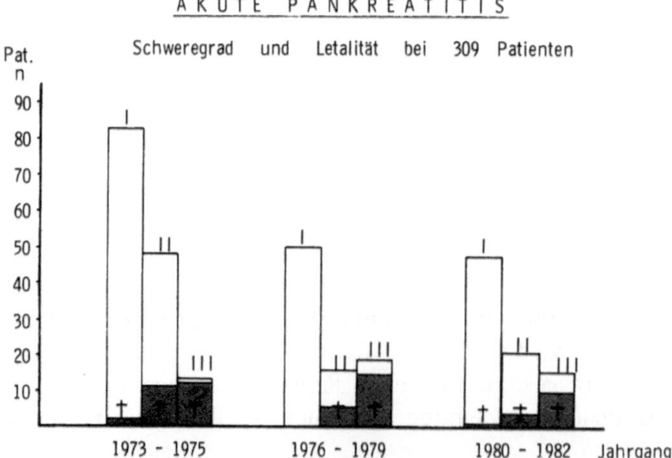

Abb. 11. Gesamtletalität in den 3 Pankreatitisstadien (s. Tabelle 6) mit Gegenüberstellung von 3 verschiedenen Jahrgangsgruppen (chirurgische Universitätsklinik Mannheim). Es wird ersichtlich, daß trotz Zunahme des Schweregrades der Pankreatitis die Letalität während der letzten Jahre zurückging

Eine formale Pankreasresektion haben wir bei akuter Pankreatitis seit 5 Jahren nicht mehr durchgeführt.

Bei dieser Taktik können wir trotz Zunahme des Schweregrades der Pankreatitisfälle, die im Laufe der Jahre zu uns kamen, eine Abnahme der Gesamtletalität feststellen (Abb. 11).

Literatur

1. Abcarian H, Eftaiha M, Kraft AR, Nyhus LM (1979) Colonic complications of acute pancreatitis. Arch Surg 114:995
2. Donahue PE, Nyhus LM, Baker RJ (1980) Pancreatic abscess after alcoholic pancreatitis. Arch Surg 115:905
3. Höfler H (1979) Pankreasnekrose: Todesursachen, Überlebenszeit und Wahl des Operationszeitpunktes. Dtsch Med Wochenschr 104:315
4. Hoffmeister AW, Trede M (1977) Pankreatische Kolonstenosen. Fortschr Med 95:1034
5. Hotz I (1978) Aetiologie und Diagnose des pancreatogenen Aszites. Dtsch Med Wochenschr 103:847
6. Kümmerle F, Neher M (1980) Indikationen und stadiengerechte Therapie der akuten Pankreatitis. In: Häring R (Hrsg) Die Chirurgie der akuten und chronischen Pankreatitis. TM-Verlag Bad Oeynhausen, S 89
7. Kümmerle F, Neher M (1981) Management of complications after operations for acute pancreatitis. World J Surg 5:387
8. Leger L, Chiche B, Louvel A (1981) Pancreatic necrosis and acute pancreatitis. World J Surg 5:315
9. Mann SK (1979) Pancreatic ascites. Am J Gastroenterol 71:186
10. Mann NS (1980) Colonic involvement in pancreatitis. Am J Gastroenterol 73:357
11. Ranson JHC (1981) Conservative surgical treatment of acute pancreatitis. World J Surg 5:351
12. Ranson JHC, Spencer FC (1978) The role of peritoneal lavage in severe acute pancreatitis. Ann Surg 187:565
13. Trapnell JE (1981) Pathophysiology of acute pancreatitis. World J Surg 5:319
14. Wanke M (1976) Handbuch der inneren Medizin. Springer, Berlin Heidelberg New York

Diskussion

zu den Beiträgen S. 1–57

Hockerts/Würzburg: Ein Hinweis zur Diagnostik der Peritonitis: Vor einigen Jahren erschien aus der Zürcher Kinderklinik eine Arbeit über die Neuroaminidase, die bei Enterokolitis sehr hohe Werte zeigt. Sie wissen, daß dieses Krankheitsbild große Probleme bietet: Wie lange kann man konservativ abwarten, wann muß operiert werden? Hier hat sich nun gezeigt, daß die Neuroaminidase bei einem Normalwert von $10^{-12}-10^{-13}$ in dem Moment um das 1000fache ansteigt, in dem eine Peritonitis auftritt. Dies wäre vielleicht eine alternative Möglichkeit zur Endotoxinbestimmung, denn beim Endotoxin besteht die Schwierigkeit, daß durch die sich normalerweise im Blut befindlichen Inhibitoren die Konzentration nicht immer genau angegeben werden kann. Vielleicht würde die Neuroaminidase hier neue Wege eröffnen.

Schweiberer/München: Das ist sicher ein wichtiger Hinweis, v. a. in der pädiatrischen Chirurgie. Zum Endotoxin hat Herr Beger vorgetragen. Auch die Leukozytenelastase scheint ein Parameter zu sein, der über die Prognose aussagen kann.

Beger/Ulm: Auch das C-reaktive Protein (CRP) ist ein guter Verlaufsparameter, offenbar besteht ein Zusammenhang zur Abwehrreaktion des Körpers und zu den Vorgängen, die in der Leber im Rahmen der RES-Reaktion gegen die primär toxischen Reaktionen und auch gegen die Mediatorreaktionen bei Peritonitis stattfinden. Mit der Enterokolitis haben wir keine Erfahrungen, aber in der Literatur wird berichtet, daß man diese Trennung als Frühdiagnostikum verwenden kann. Bezüglich des Endotoxins ist es heute im Blut relativ sicher möglich, die Inhibitoren zu trennen, da wir jetzt in der Lage sind, das Lipid, also nur das kleine toxische Molekül, zu bestimmen. Noch ist das allerdings ein großer technischer Aufwand, aber sicher werden bald die entsprechenden Firmen dieses Prinzip anbieten können, so daß es in der Klinik innerhalb weniger Stunden als Kontrollparameter für die Peritonitistherapie verfügbar sein wird. Wir selbst bestimmen innerhalb von 2 h die Endotoxinkonzentration in der Peritonealflüssigkeit; im Blut dauert es etwas länger.

Schwemmle/Gießen: Vielleicht kann der Stellenwert der Computertomographie noch einmal präzisiert werden. Ich kann mir kaum vorstellen, daß bei jeder Peritonitis ein CT zu fordern ist; beim Abszeß wäre die Aussagekraft natürlich größer, da ist aber die Sonographie genauso gut.

Schweiberer/München: Bei der diffusen Peritonitis habe ich CT und Sonographie gar nicht angeführt, wobei die Sonographie hier dem CT sicher

Die chirurgische Behandlung der Peritonitis
(Hrsg. v. E. Kern)
© Springer-Verlag Berlin Heidelberg 1983

überlegen ist. Bei der lokalen Peritonitis ist die genaue Lokalisation durch das CT wohl etwas besser; die Differenzierung, ob zum Beispiel Tumor im Becken, Metastasierung oder Abszeß ist ebenfalls durch die Sonographie günstiger und einfacher. Der Einsatz beider Methoden bringt doch sehr viel Differenzierung. Doch ist für uns Chirurgen die Sonographie immer etwas mühsam, die Röntgenologen können sie besser auswerten.

Kümmerle/Mainz: Bei der Peritonitis besteht in der Regel ein paralytischer Ileus, und jeder versierte Sonograph sagt uns immer: „Luftüberlagerung". Der Wert dieser Methode bei Peritonitis mit Darmparalyse ist daher relativ gering, und ein CT ist bei akuter Peritonitis nicht unbedingt nötig. Bei lokalisierter Peritonitis ist der Wert der Sonographie hoch, da sie meist zwischen flüssig, gasförmig und fest differenzieren läßt. In solchen Fällen gewinnt die transkutane Punktion lokaler Exsudate und Abszesse immer mehr an Bedeutung, wobei wir noch zu lernen haben, wann die lokale perkutane Drainage genügt und wann wir chirurgisch intervenieren müssen.

Zum Vortrag Köle: Wenn man einen extrahepatischen Verschluß durch eine biliodigestive Anastomose behandelt, die PTCD aber noch belassen hat, darf man letztere erst nach Absicherung, daß die Anastomose perfekt funktioniert, entfernen, denn andernfalls müssen wir über den Punktionskanal der Leber mit einer iatrogenen galligen Peritonitis rechnen, die zwar schleichend, aber sehr heimtückisch verlaufen kann.

Köle/Graz: Dieser Hinweis ist sehr richtig, natürlich besteht durch diese diagnostischen Methoden immer die Möglichkeit einer galligen Peritonitis.

Stucke/Würzburg: Herr Trede, Sie haben ausgeführt, daß die internistische Intensivtherapie Priorität hätte vor einer chirurgischen Revision. Vielleicht können Sie etwas näher ausführen, worin die internistische Intensivtherapie besteht?

Trede/Mannheim: Man sollte die Betonung nicht auf „internistisch" legen, denn es ist ja eine interdisziplinäre Überwachung und Behandlung. Die Intensivtherapie besteht zunächst in fast gar nichts: Nulldiät − nicht einmal die Magensonde ist bei der akuten Pankreatitis als gewinnbringend gesichert −, Flüssigkeitszufuhr, vielleicht über das zunächst als nötig vermutete Maß hinaus. All dies gekoppelt mit einer Intensivüberwachung, die eine respiratorische oder Niereninsuffizienz sofort erkennt.

Koslowski/Tübingen: Eine Frage an alle Anhänger der Etappenlavage: Wie ist das mit der Darmfunktion? Wenn man alle 24 oder 48 h die Bauchhöhle wieder eröffnet, wie reagiert darauf die Motilität des Darms? Gibt es Probleme mit der Stuhlentleerung?

Kirschner/Hamburg: 1. sind die Därme bei einer solchen Behandlung allmählich leer, und wo nichts ist, kann auch nichts kommen; 2. besteht eine Sympathikolyse und 3. legen wir die sog. Dallas-Sonde, und wir haben nie Schwierigkeiten gehabt. Die Erfahrung zeigt, daß, je sauberer die Darmschlingen werden, etwa nach der 2. oder 3. Lavage, desto rascher der Darm wieder in Gang kommt. Das ist eines der wichtigsten Kriterien für die Besserung und auch für die Indikation zum endgültigen Verschluß.

Kern/Würzburg: Zur offenen dorsoventralen Spülbehandlung: Hier klaffen die Bauchdecken außerordentlich weit auseinander. Ist es möglich, nach einer solchen Behandlung die Bauchdecken wieder zusammenzuführen, oder muß man immer die Granulationen, die von Herrn Pichlmayr gezeigt worden sind, abwarten und dann irgendwie plastisch decken?

Pichlmayr/Hannover: Beides kommt vor, und über die Frage müßte man nochmals ausführlich sprechen. Bei leichteren Peritonitisfällen kann man sehr wohl nach 48 h die Bauchdecken wieder verschließen. Im Gegensatz zu den Fällen von Herrn Beger haben wir ausschließlich schwerste Peritonitisfälle behandelt; ich würde sicher keinen perforierten Magen mit einer offenen Bauchspülung behandeln. Die ganz schwere diffuse Peritonitis, meistens ein Dritt- oder Vierteingriff, ist m. E. die Indikation für eine offene Spülbehandlung. Gegenüber der Etappenlavage ist es mir dann doch lieber, wenn ich für 24 bis 48 h weiterspülen kann, weil man dann diese schwersten Peritonitisauflagerungen sukzessive entfernen kann. Wir müssen diese Methoden wahrscheinlich differenzieren und dürfen sie nicht schematisch anwenden.

Kern/Würzburg: Das war eine sehr wichtige Ergänzung. Zur Nomenklatur möchte ich vorschlagen, man sollte nicht von „akuter" im Gegensatz zur „postoperativen" Peritonitis sprechen, sondern lieber von „spontaner". Jede Peritonitis ist akut, aber jede noch nicht operierte Peritonitis ist spontan entstanden − durch Perforation oder wie auch immer −, im Gegensatz zur postoperativen Entstehung.

Stucke/Würzburg: Wenn Sie einen Bauch eröffnen und finden ein Konvolut von sehr stark geblähten Schlingen, die völlig atonisch sind − entlasten Sie den Darm, bevor eine Spülbehandlung eingeleitet wird?

Pichlmayr/Hannover: Ganz sicher ist die Dekompression des Intestinums ein ausgesprochen wichtiger Akt, wie auch immer sie vorgenommen wird. Nochmals möchte ich feststellen: Darmanastomosen sind keineswegs eine Kontraindikation gegen die Spülung oder umgekehrt; die Anastomosen halten bei einer Spülung tadellos. Im Gegenteil, ich traue mich eher, eine Anastomose anzulegen, wenn ich spüle, weil ich weiß: Wenn eine Insuffizienz auftritt, so spüle ich das Peritoneum wieder aus, und nach 48 h schaue ich erneut nach.

Kern/Würzburg: Im Akutstadium kann man fast immer den Darm durch Ausstreichen nach oben und Absaugen über die Magensonde entleeren. Wir machen das in Würzburg jedenfalls seit vielen Jahren so.

Farthmann/Freiburg: Nochmals zur Spülung: Die „Spülstraßen" sind eine Legende, falls man richtig spült − es gibt genügend Peritoneogramme, mit denen man nachweisen kann, daß die ganze Bauchhöhle ständig gespült wird, wenn man mit 20 l pro Tag spült. Vielleicht können aber wir durch das Spülen und die Resoption etc. manches anrichten, wovon wir noch zu wenig wissen. Nach den vorliegenden Daten kann man annehmen, daß wahrscheinlich nichts passieren wird, solange man keinen Überdruck entstehen läßt. Wir haben uns aber vorgenommen, zu überprüfen, was oben im Ductus thoracicus unter der Spülung ankommt. Gefährlich ist wahrscheinlich, wenn Reste der Spülung verbleiben, weil man aus den heutigen pathophysiolischen Kenntnissen ableiten kann, daß die Phagozytose nur an Oberflächen funktioniert. Wenn daher irgendwo flüssigkeitsgefüllte Hohlräume verbleiben, können die Phagozyten nicht angreifen. Mit anderen Worten, die Bilanz dessen, was eingeleitet wird und was herauskommt, muß exakt stimmen.

Erfahrungen mit der Etappenlavage seit 1980

W. Teichmann, A. Eggert, N. Herden, H. Kirschner und J. Welter*

Seit der Mitteilung von Martin Kirschner im Jahre 1926 über die Maßnahmen bei der Behandlung der Peritonitis, die damals sicher z. T. mehr intuitiv aufgestellt als beweisbar waren, haben sich die operativen Behandlungsmethoden bis zur Gegenwart nur unwesentlich verändert. Im Vordergrund steht weiterhin die chirurgische Herdsanierung mit intraoperativer Drainage mit oder ohne Spülung des Bauchraums.

Vergleicht man die 1926 erhobenen Forderungen mit denen, wie sie z. B. auf einem der letzten Peritonitissymposien 1978 in Berlin gestellt wurden, so ergeben sich erstaunlicherweise kaum Differenzen. Verbesserte Letalitätsquoten sind fast ausschließlich durch verbesserte intensivmedizinische Maßnahmen erklärbar. Auch an unserem Hause gehört neben der postoperativen Beatmung die subtile Kreislauftherapie unter exaktem kardiozirkulatorischem Monitoring ebenso zur Peritonitisbehandlung wie eine breite und gezielte Antibiotikatherapie sowie die kontinuierliche Periduralanästhesie zur abdominalen Analgesie und Sympathikolyse. Hinzu kommen bei Niereninsuffizienz die Hämodialyse und zunehmend auch die Hämofiltration.

Die dennoch hohen Letalitätsquoten veranlaßten uns, nach neuen chirurgischen Behandlungsmethoden und Möglichkeiten, namentlich im postoperativen Verlauf zu suchen. Denn in dieser wichtigen Phase entscheidet sich das Schicksal des Patienten: Der peritonitische Verlauf kann trotz aller Technik nur unsicher überwacht, kontrolliert, oftmals nicht einmal erfaßt werden. Drainagen decken Insuffizienzen nur selten auf, Dauerspüldrainagen bleiben in ihrem Wert fragwürdig. Somit wird häufig erst dann relaparotomiert, wenn Zeichen einer progredienten Sepsis vorliegen, und der ungünstige Ausgang des Krankheitsbildes ist dann nicht mehr aufzuhalten. Denn nur in der frühen postoperativen Phase kann der Verlauf noch günstig beeinflußt werden.

Deshalb haben wir den alten Gedanken der „offenen Bauchbehandlung" wieder aufgegriffen und nach zu standardisierenden Behandlungsmöglichkeiten gesucht, um insbesondere die ersten postoperativen Tage optimal kontrollieren zu können. Die verbesserten intensivtherapeutischen Maßnahmen unterstützen dabei unsere Absicht und die Möglichkeiten, chirurgisch aggressiver vorzugehen.

Bei schwersten und oft verschleppten Perotinitiden — und nur bei solchen Patienten — sind wir deshalb von den üblichen Verfahrensweisen abgewichen und haben ein neues Therapiekonzept entwickelt. Diese Behandlungsweise haben wir als „Etappenlavagetherapie" bezeichnet.

* A.K. Altona, 1. Chirurg. Abteilung und Abteilung für Intensivmedizin, Paul-Ehrlich-Str. 1, D-2000 Hamburg 50

Die chirurgische Behandlung der Peritonitis
(Hrsg. v. E. Kern)
© Springer-Verlag Berlin Heidelberg 1983

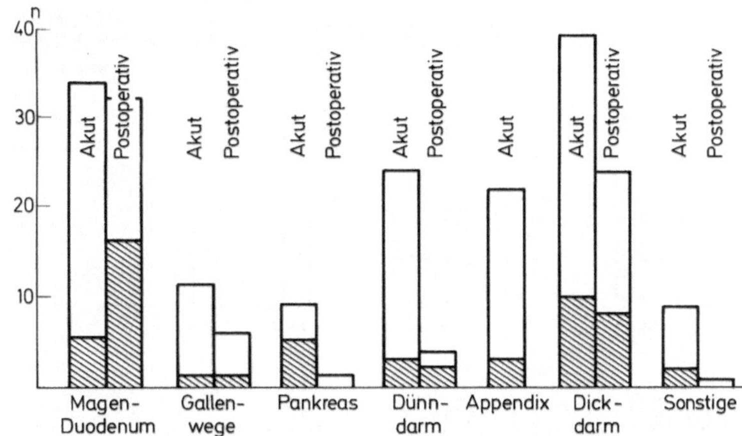

Abb. 1. Peritonitisfälle von 1978–1981, Aufteilung nach Letalität und Krankheitsursache. *Diffuse Peritonitis* (n = 232), klassifiziert nach akuter Peritonitis (n = 147) und postoperativer Peritonitis (n = 85). ■ verstorben (n = 62 = 27%)

Wenn ich zunächst ein Wort zur Technik sagen darf (vergl. die folgende Übersicht), so stellt auch bei uns die wichtigste Maßnahme die chirurgische Herdsanierung dar. Sie kann in Übernähung von Perforationen, z. B. am Dickdarm, bei gleichzeitiger Anlage eines Anus praeter bestehen.

Als 2. Schritt folgt dann die ausgiebige interoperative Lavage mit NACL-Lösung, wobei die Abdominalhöhle quadrantenweise gespült wird.

Dann aber ändern wir unser Vorgehen, wie Sie aus der Übersicht ersehen können:

Drainagelose Etappenlavage. Operationstaktik:
1) Herdsanierung,
2) Lavage,
3) Adaptationsverschluß, keine Drainage,
4) Etappenlavage täglich,
5) Definitiver Verschluß ohne Drainage bei klarem Exsudat.

Nun kann man im Rhythmus von 24 h eine neue Lavage durchführen. Hierbei kann die Herdsanierung kontrolliert und, falls nötig, revidiert werden. Stets werden die gesamten Dünndarmschlingen eventriert, gesäubert und abschließend, nach Noble geordnet, reponiert.

Der definitive Bauchdeckenverschluß wird erst nach endgültig klarem Exsudat vorgenommen. Dann kann man auch gezielte Drainagen – falls das notwendig erscheint – einlegen. Wir selbst haben bei diesem Vorgehen fast immer darauf verzichtet.

Die Auswertung unseres Krankenguts (s. Abb. 1), ergibt, daß in den Jahren 1978–1981 232 Patienten mit schwerer diffuser Peritonitis auf der operativen

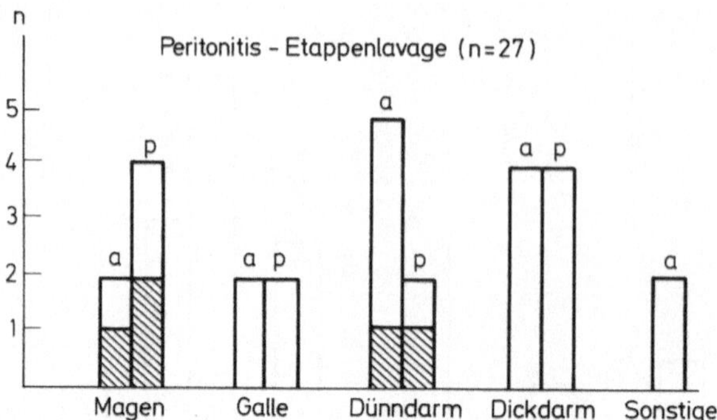

Abb. 2. Übersicht über die bisher mit Etappenlavagen behandelten Patienten. Akute Peritonitis: $n = 15$, postoperative Peritonitis: $n = 12$; ■ verstorben: 5 Patienten. *a* akut, *p* postoperativ

Intensivstation unseres Hauses behandelt wurden. Bei der Aufstellung der Abb. 1 haben wir die sog. akute von der postoperativen Form der Peritonitis getrennt. Der Häufigkeitsgipfel liegt zwischen dem 6. und 8. Dezenium; die Letalität betrug 27%.

Nun wichen wir seit 1980 zunehmend bei den schwersten Formen auf die Etappenlavage aus (vgl. Abb. 2).

Insgesamt haben wir bis jetzt nach dem neuen Prinzip 27 Patienten behandelt. Auch hier haben wir wieder die sog. akuten von den postoperativen Peritonitisformen getrennt. Der Altersgipfel lag zwischen dem 50. und 60. Lebensjahr. Von den so behandelten Patienten starben insgesamt nur 5! 3 Patienten überlebten sogar eine sog. inkurable Trias, d. h. die Kombination einer diffusen Peritonitis mit einer pulmonalen und einer renalen Insuffizienz, über deren fast völlige Hoffnungslosigkeit u. a. Sörensen, Sporn, Weis, Schreiber, Schuster und Kümmerle berichtet haben.

Diese Kranken mit pulmonaler und renaler Insuffizienz wurden im Extremfall bis zu 6 Wochen dialysiert bzw. hämofiltriert und insgesamt bis zu 8 Wochen dauerbeatmet. Nicht zuletzt durch diese Erfolge sehen wir uns in unseren Bemühungen bestätigt.

Insgesamt waren durchschnittlich 3 Lavagen pro Patient erforderlich, bis der definitive Bauchdeckenverschluß nach unseren Kriterien erfolgen konnte (vgl. Abb. 3).

Während der Etappenlavageperiode wurden von uns 4 unerwartete operative Komplikationen erkannt und versorgt, und zwar handelte es sich einmal um eine übersehene Duodenalläsion, einmal um eine Duodenalstumpfinsuffizienz und 2mal um Anastomoseninsuffizienzen an Dünn- und Dickdarm.

An Komplikationen – und auch das darf nicht verschwiegen werden – sahen wir bisher einen Adhäsionsileus, einen subphrenischen Abszeß, 2 Bauchnarbenbrüche, 4 Wundinfekte und 6 Kutisnekrosen. Betonen möchte ich aber, daß wir immer wieder erstaunt waren, wie gut und problemfrei die Bauchdeckenwunde selbst nach zahlreicheren Lavagen abheilte.

Befürchtungen, daß das beschriebene neue Vorgehen zu aggressiv und belastend sei, werden durch unsere bisherigen Resultate widerlegt. Wenn uns eine ausgezeichnete Intensivmedizin einerseits dieses Vorgehen ermöglicht, so

Abb. 3. Anzahl der im Einzelfall notwendigen Lavagen

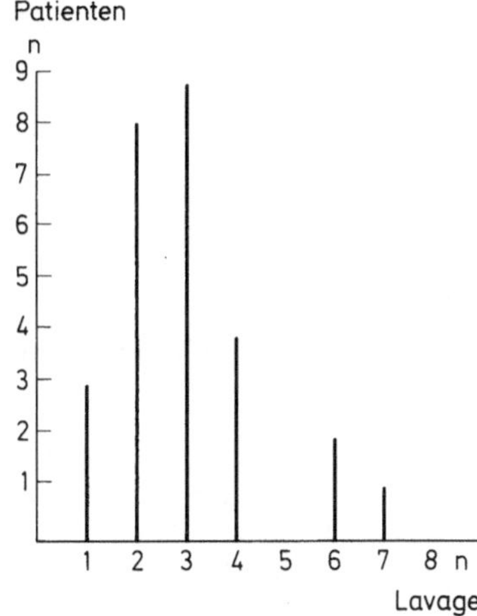

schaffen wir Chirurgen durch unser Handeln andererseits wiederum bessere Voraussetzungen für eine erfolgreiche Intensivtherapie.

Leider wird es auch in Zukunft nur schwer möglich sein, die Leistungsbreite verschiedener Behandlungsverfahren exakt zu definieren und zu vergleichen, da vergleichbare Patientenkollektive − wie Sie wissen − nur schwer zu erstellen sind.

Dennoch möchte ich nach unseren Erfahrungen folgendes zugunsten der Etappenlavage ins Feld führen:

Die Schwächen des alten Therapiekonzepts sind in der folgenden Übersicht dargestellt. Es resultieren hieraus oft zu spät die doch notwendigerweise viel früher wünschenswerte Laparotomie mit den geschilderten, auch Ihnen bekannten hohen Letalitätsquoten.

Altes Therapiekonzept − Nachteile
1) Indirekte Kontrollparameter
2) Häufig insuffiziente Drainagen
3) Drainagekomplikationen → Arrosion, Blutung

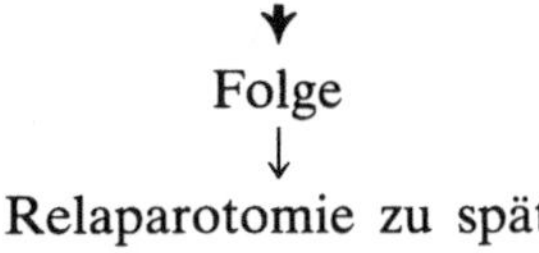

Folge
↓
Relaparotomie zu spät

Neues Therapiekonzept − Vorteile
1) Direkte lokale Kontrollmöglichkeit
2) Rechtzeitige Komplikationsreparation
3) Keine Drainagekomplikationen

Das neue Konzept (s. Übersicht) bietet uns dagegen die direkte lokale Kontrollmöglichkeit mit der ggf. notwendigen Komplikationsreparation, und dieses dann oft noch rechtzeitig. Zudem werden Drainagekomplikationen vermieden.

Somit erscheint die Etappenlavage ein sinnvoller Behandlungsabschnitt und ein Weg zu sein, die Letalität bei diesem Krankengut weiter zu senken.

Literatur

1. Schuster HP, Neher M, Schönborn H, Kümmerle F (1980) Akutes Nieren- und Lungenversagen bei diffuser Peritonitis und haemorrhagisch-nekrotisierender Pankreatitis. Dtsch Med Wochenschr 105: 82
2. Sörensen FH, Andersen JB, Ingemar H, Skjoldborg H (1972) Acute Renal Failure as a Complication of Surgical Disease of the Gastroduodenum. Acta Chir Scand 138: 306
3. Sporn P, Draxler V, Pingerra W, Wagner M, Krenn J, Steinbreithner K (1976) Erfahrungen mit der Akutdialyse an einer „gemischten" Intensivbehandlungsstation. Intensivmedizin 13: 436
4. Teichmann W, Eggert A, Welter J, Herden HN (1982) Etappenlavagetherapie bei diffuser Peritonitis. Chirurg 53: 374
5. Weis K, Schreiber HW (1978) Peritonitis mit respiratorischer und renaler Insuffizienz. In: Lawin P, Morr-Strathmann V (Hrsg) Aktuelle Probleme der Intensivbehandlung I. (INA Bd. 12). Thieme, Stuttgart

Postoperativ-kontinuierliche offene dorsoventrale Bauchspülung bei schweren Formen der Peritonitis — Technik und Taktik

L. Lehr, R. Pichlmayr, J. Pahlow und E. Guthy*

Während sowohl in der antibiotisch-antibakteriellen Therapie der septischen Peritonitis als auch in der Behandlung extraabdomineller Peritonitiskomplikationen, etwa der respiratorischen und renalen Insuffizienz, durch die modernen Intensivbehandlungsmethoden bedeutende Fortschritte erzielt wurden, ist im Gegensatz dazu das Spektrum der eigentlich entscheidenden chirurgischen Lokalmaßnahmen über Jahre unverändert geblieben. Eine zentrale Frage dabei stellt — neben der Ausschaltung der Peritonitisquelle — stets die Reinigung der Bauchhöhle von dort bereits ausgetretenem, infektiös-kontaminierendem Material und damit zusammen angesammelten Entzündungsprodukten dar. Diese können ja trotz Sanierung der primären Peritonitisquelle den entzündlichen Prozeß weiter unterhalten bzw. den sekundären Ausgangspunkt für seine weitere Progredienz darstellen. In der Regel wird heute eine solche operative Säuberung des Bauchraums nur als einmalige Maßnahme — gleichzeitig mit der zur Versorgung der Peritonitisquelle notwendig werdenden Laparotomie — durchgeführt und der Entwicklung von postoperativen intraabdominellen Abszessen an typischen Prädilektionsstellen durch Einlegen entsprechend positionierter Drains vorzubeugen versucht. Das aber sonst bei allen körperoberflächennahen, exsudativen Entzündungen der Weichteile anerkannte chirurgische Prinzip der offenen Behandlung mit dem Ziel freier Sekretdrainage und kontinuierlicher Abflußmöglichkeit von der gesamten Entzündungsfläche bei gleichzeitig erleichterter Inspektions- und ggf. auch wiederholter Revisionsmöglichkeit zur Sicherung des unbehinderten Sekretstroms ist für die Peritonitis bisher noch nicht realisiert worden. Ebenso ist die Vermeidung stagnierender Exsudatansammlungen durch Gegeninzision bzw., wo dies nicht möglich ist, die Förderung des Exsudatabflusses durch Spülung, ein vielerorts anerkanntes, sinnvolles Vorgehen, um die Reinigung des Entzündungsherdes zu beschleunigen, während der Wert einer Spülbehandlung bei Peritonitis noch umstritten ist.

Dementsprechend bestand das eigene Bestreben darin, geeignete chirurgische Techniken zu entwickeln, die eine Anwendung dieser bewährten oder doch sinnvoll erscheinenden Prinzipien der septischen Chirurgie auch in der Bauchhöhle erlauben. Diese Techniken versuchten wir zu einem technisch und taktisch integrierten Gesamtkonzept der Behandlung der diffusen eitrigen Peritonitis zu vereinen, wobei im Hinblick auf die schlechte Prognose dieser Erkrankung auch der Einsatz von zunächst unkonventionell erscheinenden, neuen Ansatzpunkten und Entwicklungen für vertretbar gehalten wurde.

---

* Klinik für Abdominal- und Transplantationschirurgie der Medizinischen Hochschule Hannover, Konstanty-Gutschow-Str. 8, D-3000 Hannover 61

Die chirurgische Behandlung der Peritonitis
(Hrsg. v. E. Kern)
© Springer-Verlag Berlin Heidelberg 1983

Konzept, Technik und Taktik
der offenen dorsoventralen Peritonealspülung

Als erster Schritt des Gesamtkonzepts wurde ein Verfahren entwickelt, das ein Offenlassen der Bauchhöhle ermöglicht, ohne daß es zu einem Prolaps des Darms oder zu einer nicht mehr korrigierbaren Retraktion der Bauchdecken kommt [3]. Die damit geschaffene breite Abflußmöglichkeit für entzündliche Exsudate wurde als Voraussetzung für die Durchführbarkeit der zweiten wesentlichen Therapiekomponente, nämlich der Vornahme einer besonders großflächigen und intensiven postoperativen Spülbehandlung, angesehen [4]. Außerdem sollte die Vermeidung eines anatomischen Bauchdeckenverschlusses die Vornahme wenig traumatisierender und bei Bedarf kurzfristig wiederholbarer Revisionen des Bauchraums im Sinne eines Second look mit dem Ziel erleichtern, die Effektivität der Spülbehandlung planmäßig kontrollieren zu können [2].

Provisorische Bauchdeckenstabilisierung durch sog. Palisadenverschluß

Das Offenlassen der Laparotomiewunde verfolgt neben den bereits angeführten Zielen der freien Exsudatdrainage und der verbesserten Spül- bzw. Revisionsmöglichkeit zusätzlich auch noch den Zweck, einer stärkeren intraabdominellen Druckerhöhung – etwa als Folge eines die Peritonitis begleitenden Ileus und Darmwandödems – zuvorzukommen. Als deren mögliche schädliche Folgen wiederum sind Verschlechterung der Atemmechanik durch Zwerchfellhochstand und eine Minderdurchblutung von Darm und Bauchdecken mit den Kompliaktionen eines paralytischen Ileus bzw. eines Platzbauchs zu befürchten. Offenbar kann eine intraabdominelle Druckerhöhung sogar die Ursache für eine Nierenfunktionseinschränkung bis zur Anurie darstellen [1].

Die operative Technik besteht im Detail darin, daß durch absolut locker gelegte Bleiplattenstütznähte lediglich die ansonsten breit offen gelassenen Bauchdecken an einer stärkeren Retraktion gehindert werden. Zur Vermeidung eines Darmprolaps wird anschließend ein Bündel von 6–8 Silastikdrainageschläuchen der Stärke 36 Charr palisadenartig in der Längsrichtung der Wunde unter die querverlaufenden Stütznähte geschoben (Abb. 1). Solche einfachen Materialien sind wohl an jeder bauchchirurgisch tätigen Einrichtung vorhanden, so daß diese Palisadenstabilisierung allerorts und in jeder Akutsituation durchführbar ist.

Als Material für die Stütznähte hat sich anstelle des ursprünglich verwendeten Stahldrahts nun Redon-Drainageschlauch der Stärke 10 Charr bewährt, der mit der passenden Redon-Nadel U-förmig präperitoneal durch die Bauchdecken gestochen und, von üblichen Hautschutzplatten unterfüttert, verknotet wird. Bei Verwendung des Redon-Schlauchmaterials ist die Gefahr des Einschneidens der Stütznähte am Wundrand in sich dort evtl. vordrängende Darmschlingen geringer als bei der Benützung von dünnem Stahldraht. Dennoch ist mehrmals täglich eine sorgfältige Wundkontrolle nötig, um durch Neupositionierung der unterfütternden Palisaden, die sich infolge der Atem-

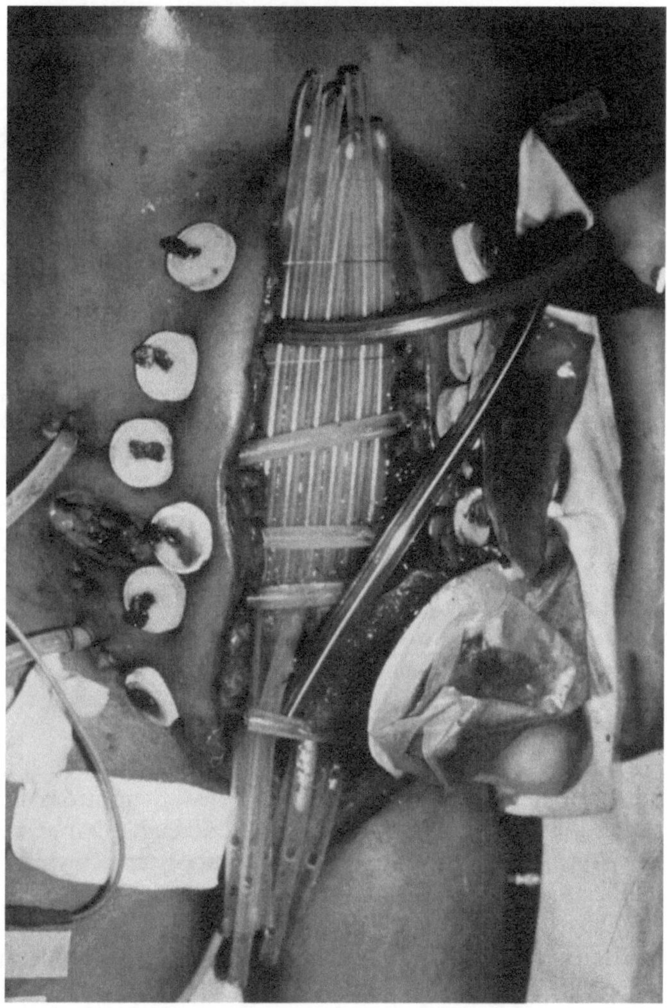

Abb. 1. Offenes Abdomen mit Palisadenstabilisierung

bewegungen, beim Umbetten etc. verschieben können, der Komplikation einer
Darmperforation zuvorzukommen. Außerdem sollte möglichst das große Netz
in der Laparotomiewunde schützend zwischen das Kunststoffmaterial und die
Darmschlingen gelegt werden.

Dorsoventrale Peritonealspülung

Trotz der ventral offenen Bauchwunde ist eine freie Exsudatdrainage bei einem
auf dem Rücken liegenden Patienten nicht zu erwarten, denn diese müßte ja
entgegen der Schwerkraft erfolgen. Vielmehr besteht die Gefahr der Bildung

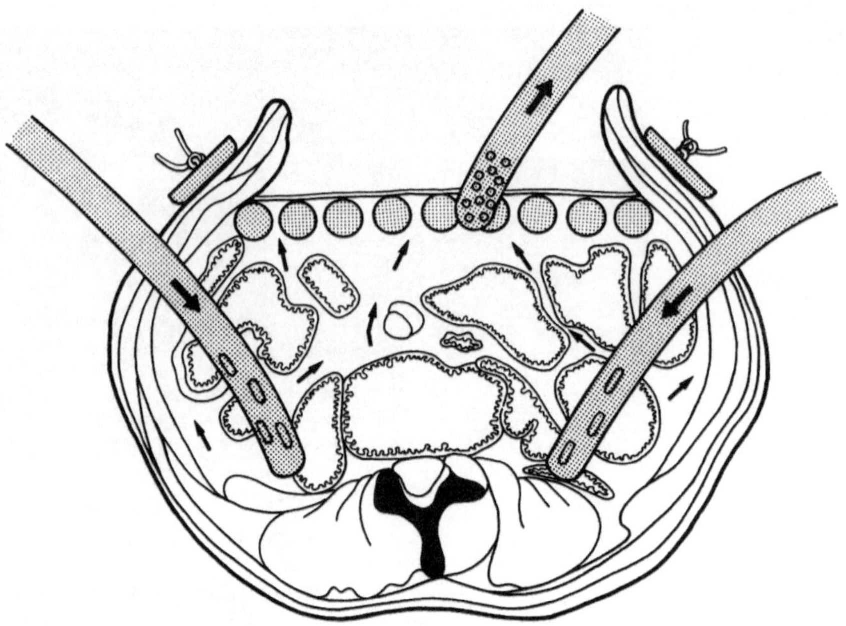

Abb. 2. Schema der dorsoventralen Peritonealspülung

dorsal gelegener Verhalte bzw. Abszesse. Dies zu verhindern, ist das Ziel eines
Spülsystems, das einen intensiven Flüssigkeitsstrom von dorsal nach ventral
gegen die offene Laparotomiewunde erzeugt. Dabei wird das Darmkonvolut,
gewissermaßen auf einem Flüssigkeitspolster schwimmend, möglichst gleichmäßig und großflächig durchspült (Abb. 2).

Dazu werden 4–5 großlumige Silastikschläuche als Flüssigkeitszulauf
beidseits subphrenisch, subhepatisch, infrakolisch und im Douglas-Raum
eingelegt. Das intraabdominelle Ende des Zulaufs soll dabei möglichst weit
dorsal zu liegen kommen, damit auch das Einlaufen der Spülflüssigkeit dorsal
erfolgt. Dagegen ist es günstiger, wenn die Durchtrittsstellen durch die
Bauchdecke mehr ventral liegen, weil bei einer solchen Anordnung erfahrungsgemäß Verluste an Spülflüssigkeit durch Zurücklaufen entlang des
zuführenden Schlauchs seltener sind. Die über die beschriebenen Zuläufe in
24 h instillierte Spülflüssigkeit von 15–20 l 0,9%iger Kochsalzlösung wird durch
1–2 ventral zwischen die Palisaden eingelegte Schlürfdrainagen (Saratoga Sump
Drain, 40 French der Firma Argyle) kontinuierlich wieder abgesaugt (Me-
dap-Sauger, Sogstärke −0,5 bis −1 mWS).

Der Flüssigkeitsstrom der Spülung kann bei Bedarf so stark gesteigert
werden, daß auch bei fortgesetztem Sekretaustritt, etwa aus einer nicht
verschließbaren Anastomoseninsuffizienz (wie z. B. bei Insuffizienz der Pankreasanastomose nach Whipple-Operation) eine diffuse Verschmutzung der
Bauchhöhle hintangehalten werden kann, weil das austretende Material bei
guter Positionierung der Spülzuläufe sofort durch die Spülflüssigkeit mitge-

nommen und so auf kurzem Wege nach ventral abtransportiert und entfernt wird. In einem eigenen Fall war es auf diese Weise möglich, trotz eines Ileostomas im Bereich der offenen Laparotomiewunde − eine Anlage an anderer Stelle war wegen des peritonitisch entzündlich verkürzten Mesenteriums nicht mehr möglich − ein Rückfließen des Darminhalts in die Bauchhöhle zu verhindern und die Patientin trotz dieser erschwerenden lokalen Situation zu heilen. Antiseptische (Polyvidon-Jod) oder antibiotische (Tobramycin) Zusätze zur Spülflüssigkeit wurden in Einzelfällen versucht, wegen möglicher Nebenwirkungen aber wieder verlassen, v. a. auch, weil das Hauptziel der Spülung nicht in der Antisepsis, sondern in der mechanischen Reinigung des Peritoneums gesehen wird.

Über die Menge der zugelaufenen und abgesaugten Spülflüssigkeit ist eine exakte Bilanz in 6−8stündigen Intervallen zu erstellen. Um unkontrollierbare Verluste an Spülflüssigkeit durch Überlaufen zu vermeiden, müssen häufig die Positionen der Saugdrainagen versuchsweise verändert werden, bis sie optimal im stärksten Flüssigkeitsstrom zu liegen kommen. Auch die Saugleistung der Medap-Pumpen muß für eine optimale Wirksamkeit erfahrungsgemäß mehrfach variiert werden. Als ungünstig hat es sich erwiesen, 2 oder mehrere Schlürfdrainagen, über Y-Stücke verbunden, an ein einziges Sauggerät anzuschließen, weil dies in der Regel dazu führt, daß sich die Saugwirkung auf die Drainage mit dem geringsten Flüssigkeitsangebot beschränkt. Vielmehr sollte im Interesse einer möglichst individuellen Variations- bzw. optimalen Abstimmungsmöglichkeit untereinander die Saugung an jeder Schlürfdrainage durch jeweils eine eigene Pumpe erfolgen. Der zunächst zweifelsohne beträchtliche pflegerische Aufwand reduziert sich aber bei zunehmender Erfahrung mit diesem Behandlungsverfahren, wenn auch eine ständige Überwachung der Bilanz bzw. des möglichst geschlossenen und quantitativ bilanzierten Flüssigkeitskreislaufs nach jedem Lagewechsel des Patienten, Umbetten etc. unbedingt nötig ist. Undichtigkeiten an der Eintrittsstelle der Spülzuläufe werden als Ausdruck eines unerwünschten Widerstands gegen den Flüssigkeitsstrom angesehen. Dies birgt die Gefahr, daß es bei einer unter zu hohem Druck stehenden Spülflüssigkeit zum Übertritt von Toxinen oder Bakterien in den Organismus kommen könnte. Der Versuch, solche Undichtigkeiten etwa durch Umstechung der Drainageeintrittsstelle etc. abstellen zu wollen, wird daher als kontraindiziert angesehen; vielmehr wird, wenn dieser technische Fehler unmittelbar nach Einrichten des Spülsystems eintritt, auf den betreffenden Zulauf verzichtet und dieser als einfache Schwerkraftdrainage abgeleitet − bzw. stellt das spätere Eintreten dieser Komplikation, v. a. wenn dies an mehreren Stellen der Fall ist, eine Indikation zur Revision der Bauchhöhle und entsprechender Neupositionierung der Spülschläuche dar.

Second-look-Revision der Bauchhöhle

Erfahrungsgemäß ist eine großflächige und ubiquitäre Spülung der Bauchhöhle meist nur kurze Zeit aufrechtzuerhalten, in der Regel geht der Reinigungseffekt bald durch Ausbildung einiger weniger Spülkanäle weitgehend verloren. Ein dadurch bedingtes Versagen der Behandlung ist aber immer nur verzögert erkennbar, weil es erst am Wiederauftreten von klinischen Peritonitiszeichen festgestellt werden kann. Während der dazu notwendigen mehrtägigen Verlaufsbeobachtung aber muß der Organismus einer in ihrer Gefährlichkeit nicht vorhersehbaren Situation ausgesetzt werden; sie kann zu einer vital bedrohlichen Gefahr werden, etwa wenn gerade während der zur Diagnostik benötigten Beobachtungsphase der Infekt die Abwehrmechanismen überwindet.

Ziel des Second look ist es, diesem in der Unmöglichkeit einer echten Frühdiagnose begründeten Problem einer längerfristig unerkannt bleibenden Persistenz oder gar Progredienz des septischen Geschehens dadurch zuvorzukommen, daß nach einem vorher genau festgelegten Zeitplan die Bauchhöhle grundsätzlich revidiert und nicht erst gewartet wird, bis das entzündliche Geschehen so virulent geworden ist, daß es sich wieder klinisch manifestiert. Dabei wird zunächst geprüft, ob die bisherige Spülung effektiv war, d. h., es wird durch Lösen der fibrinösen Verklebungen nach Flüssigkeitsverhalten gesucht und solche, sofern vorhanden, entleert. Dann wird an verschiedenen Stellen nahe und fern der Peritonitisquelle untersucht, inwieweit das Peritoneum bereits von Entzündungsprodukten gereinigt ist. Anschließend muß entschieden werden, wie die weitere Behandlung erfolgen soll. Erscheint die Reinigung des Peritoneums noch nicht ausreichend, sind insbesondere noch fibrinös-eitrige Beläge oder gar Eiter selbst, infizierte Blutkoagel oder Reste von Darminhalt etc. zu finden, werden die Flüssigkeitszuläufe entsprechend der Lokalisation des aktuellen Befundes neu positioniert, die Laparotomiewunde neuerlich mit Palisaden stabilisiert und die Spülbehandlung bis zu einem nächsten, wieder bereits fest im voraus geplanten Revisionstermin fortgesetzt. Erscheint das Peritoneum aber bereits ausreichend sauber, so ist eine Fortsetzung der Spülbehandlung nicht indiziert. Vielmehr werden die ehemaligen Zuläufe der Spülung als konventionelle Schwerkraftdrainagen abgeleitet und, sofern nicht spezielle Gründe dagegen sprechen (s. unten), kann nun auch die Bauchhöhle definitiv anatomisch verschlossen werden, am besten mit durchgreifenden Einzelknopfnähten von Peritoneum und Faszie etwa mit Dexon Stärke 2.

Für diese beschriebene „de principe" geplante Revision der Bauchhöhle erscheint in der Regel ein Zeitintervall von 48 h empfehlenswert. Einmal, weil in dieser kurzen Zeit ein infektiöser Prozeß selten unbemerkt lokal bzw. für den Gesamtorganismus bedrohliche Formen annimmt, zum anderen bestehen nach dieser Zeit immer erst lockere Verklebungen des Peritoneums, so daß auch eine sorgfältige Revision der gesamten Bauchhöhle mit einer nur geringen Gewebstraumatisierung verbunden ist.

Ist zwar die septische Peritonitis makroskopisch ausgeheilt, zum Abschluß der Revision ein Bauchdeckenverschluß aber nur unter Spannung möglich, oder stellt eine Infektion der Bauchdecken eine Kontraindikation auch gegen einen sekundären Nahtverschluß dar, so wird zwar die Spülbehandlung beendet, der Bauchhöhlenverschluß jedoch in der beschriebenen Weise mit Palisaden fortgesetzt. Am 8.–10. postoperativen Tag beginnend, können die Palisaden dann schrittweise entfernt werden, um den 14. Tag ist die granulierende

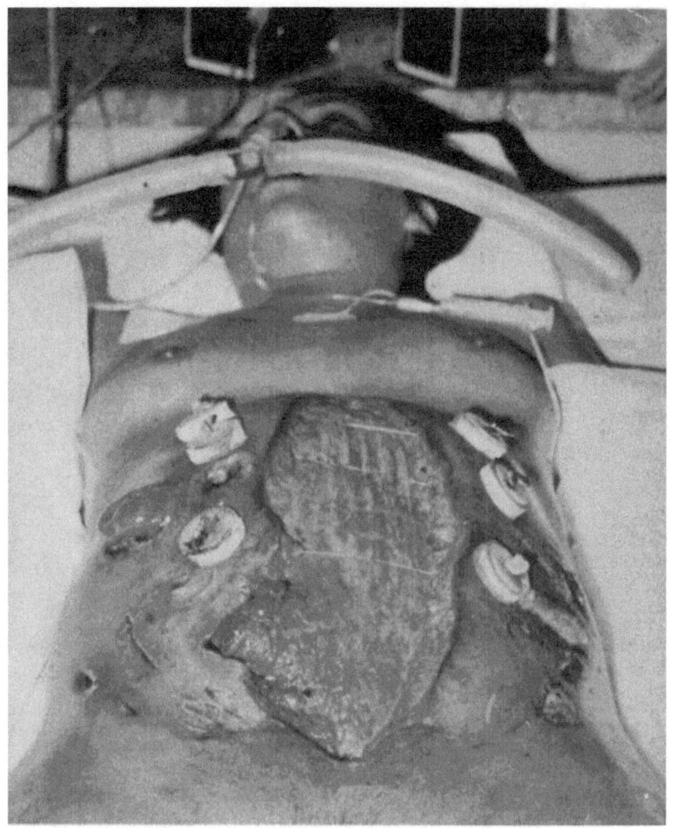

Abb. 3. Darmkonvolut in der offenen Laparotomiewunde, durch Granulationsgewebe abgedeckt (14. postoperativer Tag)

Laparotomiewunde ausreichend fest (Abb. 3), so daß auch die Stütznähte gezogen werden können und das Tragen eines leichten Stützverbands (Verba-Bandage, Firma Hartmann) den Bauchdecken ausreichend Halt gibt.

Bei täglich mehrmaligem Wechsel der lediglich mit 0,9%iger Kochsalzlösung angefeuchteten Verbände benötigt eine solche typische, etwa 30 × 10 cm große Wunde ca. 3–4 Monate bis zur völligen Epithelisation (Abb. 4). Wird, obwohl diese Wunden erfahrungsgemäß kein pflegerisches Problem darstellen, eine Beschleunigung des Epithelisationsvorgangs gewünscht, so kann dies z. B. durch eine Deckung des Hautdefekts mit einem Meshgraft erreicht werden. Die Versorgung eines sich entwickelnden Narbenbruchs und die endgültige Rekonstruktion der Bauchdecken erfolgt nach weiteren 3–6 Monaten. Dabei wird zunächst die Granulationsgewebs- bzw. Narbenplatte am Übergang zur normalen Bauchhaut exzidiert und die Faszienränder dargestellt. Verwachsungen zwischen Darmkonvolut und Narbenareal in der vorderen Bauchdecke bzw. zwischen den Darmschlingen waren nach einigen Monaten bei unseren Patienten immer nur locker und zart ausgebildet und stellten kein operations-

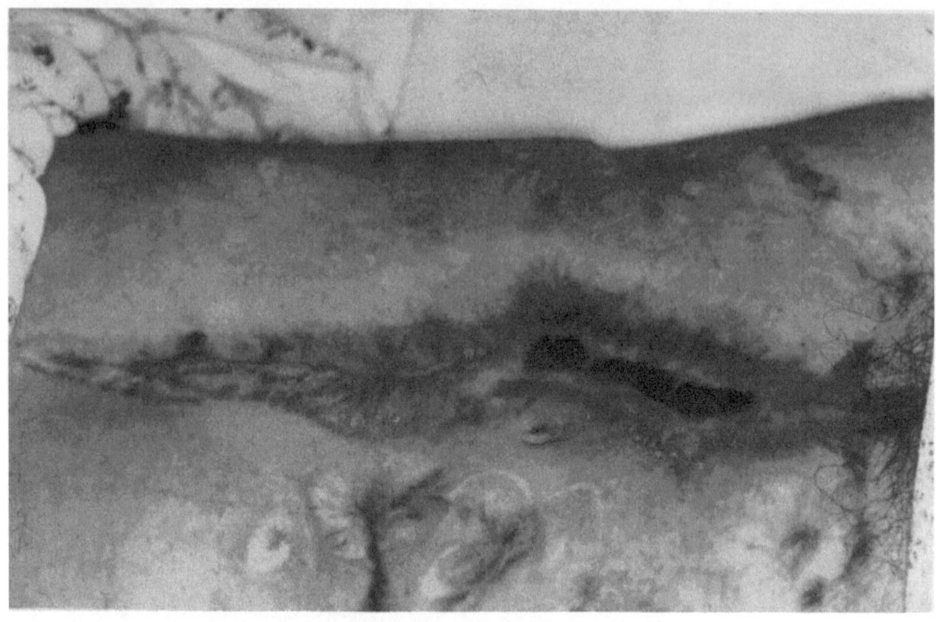

Abb. 4. Fortgeschrittene Epithelisation der offenen Laparotomiewunde (3 Monate postoperativ)

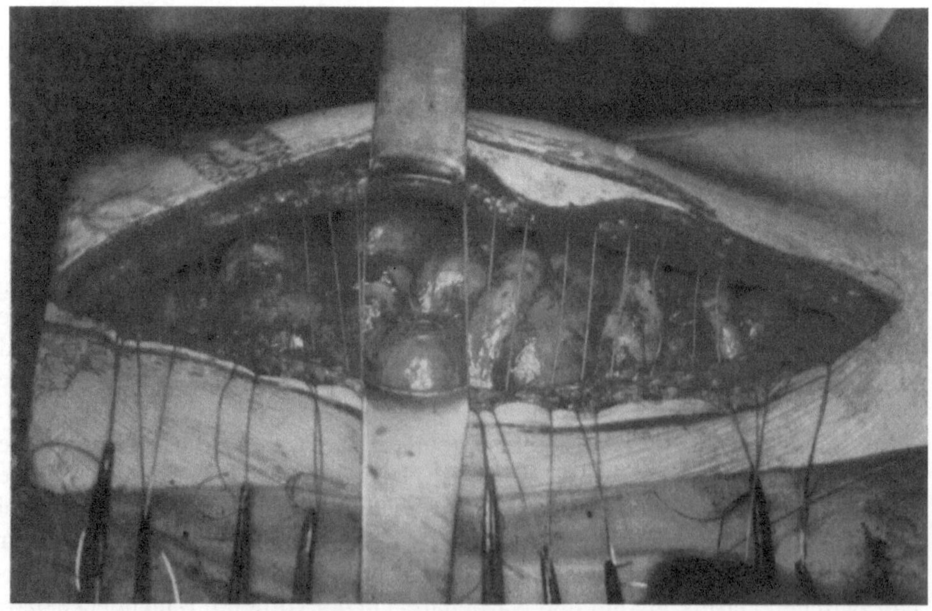

Abb. 5. Narbenbruchkorrektur, Adhäsiolyse und Rekonstruktion der Bauchdecken (6 Monate postoperativ)

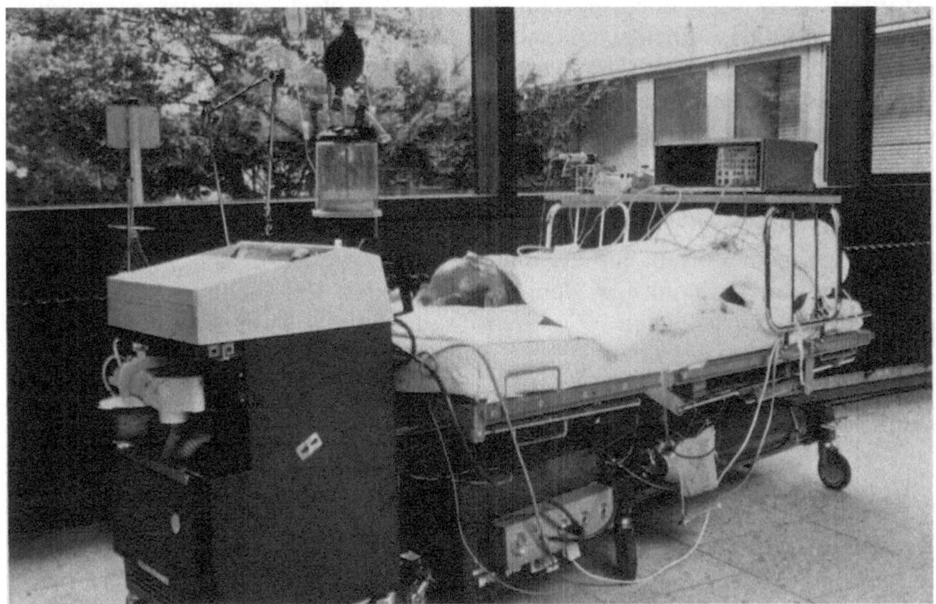

Abb. 6. Mobile Intensiveinheit

technisches oder präparatives Problem dar. Nach sorgfältiger intraabdomineller Adhäsiolyse und ggf. Mobilisierung der Faszienränder gelingt in der Regel die Adaptation der Bauchdecken durch durchgreifende, geklöppelte Einzelknopfnähte Dexon Stärke 2 (Abb. 5), ggf. kombiniert mit Stahldrahtunterstützungsnähten, problemlos. Zuletzt wird die Haut kosmetisch befriedigend vernäht. In Einzelfällen kann ein zweimaliges Vorgehen notwendig sein, wenn die Adaptation der Faszienränder nicht im ersten operativen Eingriff gelingt. Dann wird zunächst wieder ein Palisadenverschluß angelegt und die Unterstützungsnähte postoperativ schrittweise mit eintägigen Intervallen nachgezogen, bis ein zumindest verkleinerter Narbenbruch resultiert, der dann nach einem neuerlichen Intervall von 6−9 Monaten in der typischen beschriebenen Weise verschlossen werden kann.

Neben der geschilderten programmierten Revision „de principe" kann sich auch die Notwendigkeit zu einem früheren Wiedereingriff ergeben. Gründe dafür können einmal technische Fehler im Spülsystem sein, etwa Lecks an mehreren Zuflüssen, die die gewünschte intensive Durchspülung der Bauchhöhle unmöglich erscheinen lassen, unkontrollierbare Verluste durch Überlaufen von Spülflüssigkeit, die die Erstellung einer Bilanz verhindern und schließlich Diskrepanzen in der Spülbilanz, und zwar wenn in 24 h mehr als 3 l des Zulaufs nicht mehr im Ablauf erscheinen. Für die Früherkennung dieser Komplikation hilfreich ist die täglich mehrmalige Gewichtskontrolle des Patienten. Weitere konkrete Anlässe, von der programmierten Zeitfolge des Second look abzugehen und ihn vorzuverlegen, wäre das Auftreten einer Blutung aus der Bauchhöhle, deren Intensität die Gabe von Blutkonserven

erfordert sowie schließlich jede ungeklärte Verschlechterung des Krankheitsbildes, so etwa das Hinzutreten einer renalen oder respiratorischen Insuffizienz
im Sinne eines multiplen Organversagens, weil in dieser Situation die sofortige
Abklärung der intraabdominellen Verhältnisse nach chirurgischer Auffassung
diagnostische und therapeutische Priorität erhalten muß [5].

Abgesehen davon, daß der Palisadenverschluß die Zugänglichkeit der
Bauchhöhle zur Revision operationstechnisch erleichtert, hat es sich gezeigt,
daß diese zunächst ja als provisorisch deklarierte Maßnahme auch den
psychologischen Vorteil besitzt, daß sie dem Operateur den Entschluß zur
Reintervention abnimmt bzw. denselben zumindest viel leichter fassen läßt, als
dies bei der tatsächlichen Wiedereröffnung bereits definitiv verschlossener
Bauchdecken, also bei einer echten Relaparotomie der Fall ist, — wohl weil der
Relaparotomie noch häufig der Makel einer inadäquaten oder fehlerhaften
chirurgischen Erstmaßnahme anhaftet.

Die Forderung nach einer u. U. wiederholten Revision der Bauchhöhle zur
Therapiekontrolle bzw. -modifikation und -verbesserung setzt voraus, daß das
Risiko dieser Maßnahme möglichst gering gehalten werden kann. Die meisten
dieser Patienten bedürfen einer Intensivbehandlung mit künstlicher Beatmung.
In solchen Fällen stellt häufig schon der Transport von der Intensivstation in den
Operationssaal eine Gefahr, v. a. von respiratorischer Seite, dar. Zur Gewähr-
leistung höchstmöglicher Sicherheit hat sich hier eine für ein anderes
Forschungsprojekt[1] konstruierte mobile Intensiveinheit (Abb. 6) bewährt, die
mittels eines eingebauten, aus Akkumulatoren mit Strom versorgten
Benett-MAIIB-Respirators und ebenfalls mitgeführter O_2-Druckflaschen auch
während des Transports die ununterbrochene und unveränderte Fortsetzung der
künstlichen Beatmung selbst mit höchsten PEEP- und F_IO_2-Werten über
mehrere Stunden ermöglicht und außerdem durch entsprechende Überwa-
chungsgeräte ein kontinuierliches Monitoring aller Vitalfunktionen erlaubt.

Eliminierung der Peritonitisquelle durch Diskontinuitätsresektionen

Bei fortgesetztem Austritt von infektiösem Material und seiner ununterbro-
chenen Verteilung in der Bauchhöhle ist naturgemäß eine Ausheilung der
Peritonitis nicht zu erhoffen. Zweifellos kann in vielen Fällen die Übernähung
der Perforation eines Hohlorgans, die Anlage eines Anus praeter o. ä. eine
ausreichende Maßnahme sein, während die alleinige Drainage, z. B. einer
perforierten Divertikulitis, heute in der Regel abgelehnt wird.

Die meisten schweren, diffus-eitrigen Peritonitiden haben jedoch postoperative Anastomoseninsuffizienzen als Ursache. Bedingt durch die differential-
diagnostischen Schwierigkeiten der Beurteilung des postoperativen Abdomi-
nalbefundes und das Problem der Abgrenzung von interkurrenten pulmonalen
oder urogenitalen Infekten als Ursachen für das Auftreten von allgemeinen
Infektionszeichen wie Fieber und Leukozytose, kann die Diagnose häufig nicht

---

1 Ateminsuffizienz bei Abdominalsepsis (mit Unterstützung der Deutschen Forschungsgemein-
  schaft)

frühestmöglich gestellt werden, und viele dieser Patienten werden intensivtherapiebedürftig. In dieser Situation kommt es u. E. entscheidend darauf an, jedes weitere Risiko, etwa die neuerliche Insuffizienz einer übernähten Anastomose, definitiv und endgültig auszuschalten, d. h., grundsätzlich jede nur denkbare zusätzliche intraabdominelle Komplikationsmöglichkeit möglichst gering zu halten und so auch jede weitere differentialdiagnostische Unsicherheit auf ein Minimum zu reduzieren. Deshalb empfehlen wir als Regel Diskontinuitätsresektionen perforierter Darmabschnitte und die Auflösung insuffizienter Anastomosen mit endständiger Ausleitung des proximalen und distalen Darmschenkels. Der Wiederanschluß erfolgt 3–6 Monate später bzw. gleichzeitig mit der Narbenbruchkorrektur.

Schwierigkeiten bezüglich der Realisierung dieses Konzeptdetails ergeben sich bei retroperitoneal fixierten oder aus anderen Gründen nicht ausreichend mobilisierbaren Organen. Galle- und Pankreassaft können aber offenbar durch forcierte Spülung so verdünnt bzw. so rasch durch den Flüssigkeitsstrom nach ventral gegen die offene Laparotomiewunde abtransportiert werden (s. o. „Second-look-Revision"), daß sie keine peritonitische Reaktion auslösen. Für Duodenallecks und Duodenalstumpfinsuffizienzen, Situationen, bei denen eine Ausleitung ja auch nicht möglich ist, ist die Defektdeckung mit einer nach Roux-Y-ausgeschalteten Jejunumschlinge zu empfehlen.

Daß die Spülbehandlung die Heilung von Anastomosen gefährdet, ist nicht anzunehmen, die prinzipielle Empfehlung zur Diskontinuitätsresektion vermeiden jedenfalls auch hier jedes nur vorstellbare Risiko.

Krankengut

Die Entwicklung des beschriebenen Behandlungskonzepts erfolgte schrittweise an 37 Patienten (Tabelle 1a). Dabei handelte es sich ausschließlich um schwerste Fälle diffuser, septisch-eitriger Peritonitis, ausgehend von Insuffizienzen der Pankreasanastomose nach Duodenopankreatektomie, insuffizienten Anastomosen nach Magenresektion, Dünndarmnekrosen nach Mesenterialinfarkt sowie schließlich Anastomoseninsuffizienzen oder Perforationen am Kolon, etwa im Rahmen eines toxischen Megakolon, darunter auch 2 Fälle von Bariumperitonitis. Nach Ausbreitung und Schweregrad des septischen intraabdominellen Befundes stellt dieses Kollektiv ausschließlich diejenige Patientengruppe aus einem größeren Gesamtmaterial an Peritonitisfällen dar, das erfahrungsgemäß mit der höchsten Letalität belastet ist.

Zusätzlich zum schwer septisch-eitrigen Charakter und der diffusen Ausbreitung der Entzündung des Bauchfells lagen folgende prognostisch besonders ungünstige Faktoren vor (Tabelle 1b).

Das Alter der Patienten lag in mehr als der Hälfte der Fälle über 60 Jahren, das Intervall zwischen der die Peritonitis auslösenden Voroperation und dem Einsetzen unserer Peritonitisbehandlung betrug in der Mehrzahl der Fälle mehr als ein und nicht selten bis zu 3 Wochen, weil viele dieser Patienten uns von

Tabelle 1a. Krankengut mit diffuser septischer Peritonitis ($n = 37$)

Infektionsquelle		n
Galle-Pankreas		5
Anastomoseninsuffizienz nach Whipple-Operation	3	
Gallenblasenperforation, mehrere Tage alt	2	
Magen-Duodenum		9
Anastomosen- oder Duodenalstumpfinsuffizienz	6	
Ulkusperforation, mehrere Tage alt	3	
Dünndarm		8
Mesenterialinfarkt	3	
Perforation (spontan oder iatrogen)	5	
Dickdarm		15
Perforation (iatrogen, Divertikulitis, Karzinom, toxisches Megakolon)	8	
[Bariumperitonitis]	[2]	
Anastomoseninsuffizienz	7	
		37

Tabelle 1b

Prognostische Faktoren	n	Verstorbene
Alter		
< 60 Jahre	18	6
> 60 Jahre	19	9
Intervall Voroperation bis Spülbehandlung		
< 1 Woche	15 (2)[a]	1
1–2 Wochen	13 (12)	8
> 2 Wochen	9 (9)	6
Begleitendes Organversagen		
Respiratorische Insuffizienz mit Beatmung	16 (10)	5[b]
Anurie	9 (8)	3[b]
Kombiniert	5 (5)	2[b]

[a] Zahlen in Klammern: übernommene Patienten
[b] Zahlen zum Zeitpunkt des Spülbeginns, daher Summe nicht mit Gesamtletalität identisch

auswärts notfallmäßig zur Weiterbehandlung zuverlegt wurden. Ebenfalls auf das bereits fortgeschrittene Krankheitsstadium weist die Tatsache hin, daß bei zahlreichen Patienten zum Zeitpunkt der Übernahme schon ein begleitendes Organversagen mit Indikation zur künstlichen Beatmung oder zur Dialyse vorlag.

Ergebnisse und Diskussion

Verglichen mit der Zeit vor 1978, als die Letalität 80% betrug, wurde parallel zur zunehmend systematischen Anwendung der neuen Behandlungsprinzipien ein Absinken der Sterblichkeit an diffuser septischer Peritonitis auf 60% in den

Tabelle 2. Ergebnisse

	n	(%)
Gesamtzahl der Patienten	37	(100)
Überlebende	22	(59)
Verstorben	15	(41)[a]
Obduktion	9	
Befunde		
Diffuse Peritonitis	0	
Residualabszeß	2	
Generalisierte Sepsis		
septische Thrombophlebitis oder Endokarditis	3	
Keimnachweis im Herzblut	4	
Todesursache		
Primäre Pneumonie	1	
Sekundäres, septisch-toxisches Organversagen	8	

[a] Letalität bezogen auf das Gesamtkrankengut der Jahre 1979–1982; bezüglich der in den beiden letzten Jahren mit Einführung des Second look erzielten Behandlungsverbesserung s. Text

Jahren 1979/1980 beobachtet, für die beiden letzten Jahre 1981/1982 beträgt sie nur mehr 25%. Für diese retrospektive Gegenüberstellung wurde stets auf bestmögliche Vergleichbarkeit der Patienten aus den verschiedenen Behandlungsperioden geachtet. Immer handelt es sich ausschließlich um die schwersten und prognostisch ungünstigsten Fälle eines größeren Gesamtmaterials von Peritonitispatienten; erfahrungsgemäß relativ günstig verlaufende Formen wie gallige Peritonitiden, frische chemische Peritonitiden nach Magenperforation etc. blieben stets aus der Auswertung ausgeschlossen. Dennoch kann dieser historische Vergleich aus bekannten Gründen nicht den an einen stichhaltigen wissenschaftlichen Beweis zu stellenden Anforderungen genügen. Gestützt von einer Reihe von Behandlungserfolgen in vorher erfahrungsgemäß aussichtslos erscheinenden Fällen, besteht jedenfalls für das besonders schwere eigene Krankengut für uns der überzeugende Eindruck, daß das neue Therapiekonzept einen wesentlichen Fortschritt darstellt.

Obwohl zweifellos das stichhaltigste Kriterium zur Beurteilung eines neuen Therapieverfahrens stets die dadurch erzielte Letalitätssenkung darstellt, kann zumindest als Hinweis auf eine erfolgreiche Peritonitisbehandlung auch eine bei verstorbenen Patienten durch Obduktion dokumentierte Rückbildung bzw. Ausheilung der Peritonitis herangezogen werden. Tatsächlich fand sich bei einer solchen Auswertung (Tabelle 2) in keinem Fall mehr ein Fortbestehen der diffusen Peritonitisausbreitung und nur gelegentlich lokalisierte Residualabszesse, die aber retrospektiv bei ausreichend konsequenter Befolgung eines Second look hätten verhindert werden können. Die häufigste Todesursache war eine generalisierte, nichtperitonitische Sepsis bzw. ein darauf zurückzuführendes multiples Organversagen. Als Ursache der extraabdominellen Sepsisquelle wiederum waren in einer Reihe von Fällen vermeidbare Faktoren, etwa der verstärkte Einsatz invasiver diagnostischer Verfahren, wie des Swan-Ganz-Katheters, als Ursache septischer Endokarditiden oder septischer Halsvenen- und Kavathrombosen anzusehen.

Als direkte Komplikation der offenen Bauchdeckenstabilisierung wurde in 4 Fällen die Ausbildung einer äußeren Dünndarmfistel beobachtet, in keinem Fall jedoch war damit ein letaler Krankheitsverlauf in Verbindung zu bringen. Bei überlebenden Patienten gelang die Beseitigung solcher Fisteln stets problemlos gleichzeitig mit der geschilderten Behandlung des Narbenbruchs bzw. der Rekonstruktion der Bauchdecken. Hilfreiche vorbeugende Maßnahmen gegen diese spezielle Komplikation könnten die Verwendung von Redon-Schlauch anstelle von dünnem Stahldraht für die Unterstützungsnähte, die schützende Ausbreitung des großen Netzes vor den Darmschlingen und schließlich die täglich mehrmalige Inspektion der Laparotomiewunde mit ggf. notwendiger Neupositionierung der Palisaden sein.

Schlußfolgerungen

In seinen rationalen Grundlagen ist das vorgestellte neue Konzept zur Peritonitisbehandlung durch die allgemeinen Regeln der septischen Chirurgie fundiert.

Für seine Richtigkeit spricht, daß lokal praktisch immer eine positive Beeinflussung des peritonealen Entzündungsprozesses entweder im Sinne einer Reduktion seiner septischen Virulenz und/oder Eindämmung seiner flächenmäßigen Ausdehnung erreicht wurde. Schwer zu führen ist allerdings der Beweis, daß sich die Behandlungsergebnisse − auch gemessen an der Überlebensrate − speziell durch den Einsatz der neuen Behandlungsmaßnahmen verbessert haben. Die unter kritischer Beachtung der Vergleichbarkeit vorgenommene retrospektive Gegenüberstellung im eigenen Krankengut mit einer Abnahme der Letalität von 80 auf 25% liefert dafür zumindest unterstützende Argumente, ebenso wie der in einer Reihe von kasuistischen Beobachtungen begründete und klinisch überzeugende Eindruck, daß durch die beschriebene Behandlung auch in bisher völlig aussichtslos erscheinenden Fällen doch noch Heilerfolge erzielt werden konnten.

Diese Probleme der therapeutischen Erfolgsbeurteilung sind ebenso wie der Versuch einer Wertung von Risiko und Effektivität verschiedener konkurrierender Peritonitisspülbehandlungsverfahren Gegenstand einer speziellen Diskussion [6]. Für das eigene Vorgehen jedenfalls erscheinen sowohl die rationalen Vorteile als auch die wiederholt beobachteten eindrucksvollen Behandlungserfolge überzeugend genug, um der kontinuierlich-postoperativen, offenen dorso-ventralen Peritonealspülung einen Platz unter den Behandlungsmethoden der diffusen septischen Peritonitis zukommen zu lassen. Zusätzlich erweckte die kritische Analyse von Peritonitisverläufen den Eindruck, daß sich der weitere Krankheitsverlauf und damit das Schicksal des Patienten schon relativ früh entscheidet. Das beschriebene Konzept mit seinen multifaktoriellen Angriffspunkten und der Möglichkeit, das intraoperative Débridement mit

Reinigung des Entzündungsherdes auch postoperativ fortzusetzen, kommt z. Z. auch am ehesten unserem Bedürfnis entgegen, diese kurze Frist, die möglicherweise für eine Krankheitswende entscheidend ist, durch alle erdenklichen therapeutischen Anstrengungen optimal nützen zu können.

Literatur

1. Harman PK, Kron IL, McLachlan D, Freedlender AE, Nolan SP (1982) Elevated intra-abdominal pressure and renal function. Ann Surg 196: 594
2. Lehr L, Guthy E, Pahlow J, Pichlmayr R (1982) Konzept der offenen Peritonealspülung bei Peritonitis. Acta Chir Austr [Suppl] 43: 23
3. Pichlmayr R, Guthy E, Ziegler H (1975) Eröffnung und Verschluß der Bauchhöhle bei Wiederholungseingriffen. Chirurg 46: 476
4. Pichlmayr R, Pahlow J, Lehr L, Ziegler H (1979) Die offene Behandlung der schweren Peritonitis. 124. Tagung der Vereinigung Nordwestdeutscher Chirurgen, Hamburg
5. Pichlmayr R, Lehr L, Tidow G, Gams E (1980) Renale und respiratorische Insuffizienz als Hinweis auf postoperative Peritonitis bei Intensivpflegepatienten (Kongreßbericht). Langenbecks Arch Chir 352: 557
6. Pichlmayr R, Lehr L, Pahlow J, Guthy E (1983) Postoperativ-kontinuierliche offene dorso-ventrale Bauchspülung bei schweren Formen der Peritonitis. Chirurg 54: 299

Geschlossene kontinuierliche Peritoneallavage — Indikation, Technik, bisherige Ergebnisse

H. G. Beger*

Die bakterielle Peritonitis ist auch bei vollem Einsatz intensivmedizinischer Therapieprinzipien eine Krankheit mit hohem Morbiditäts- und Letalitätsrisiko geblieben. Die verlaufsbestimmenden Folgen der Peritonitis, besonders wenn gramnegative Bakterien das Peritoneum diffusflächig einbeziehen, sind septischer Schock, pulmonale Insuffizienz und akutes Nierenversagen [4].

Eine effektive Form der Therapie des akuten Nierenversagens bei Peritonitispatienten ist die kontinuierliche Peritonealdialyse — obwohl bei dieser Indikationsstellung bisher keine breite und einheitlich beurteilte Erfahrung vorliegt. Unabhängig vom Ausdehnungsgrad der Entzündung im Peritoneum, das normalerweise eine Fläche von $1{,}8-2{,}2$ m^2/70 kg KG und eine Mesothelschichtdicke von $1-2$ µm hat, bietet das Peritonealdialyseprinzip bei der bakteriellen Peritonitis neben der Clearancewirkung den Vorteil der Lavagewirkung auf die Kontaminationspartikel (Bakterien, Darmchymus, devitalisierte Gewebe, Toxine). Die Erfahrung mit der Peritonealdialyse und in den letzten Jahren mit der kontinuierlichen ambulanten Peritonealdialyse bei Patienten mit chronischer Niereninsuffizienz war mitbestimmend für die Anwendung des Peritonealdialyseprinzips bei Patienten im akuten Stadium einer bakteriellen Peritonitis [21].

Experimentelle Grundlage

Die Effektivität der kontinuierlichen Peritoneallavage (KPL) bei tierexperimenteller Peritonitis ist seit langem belegt (Tabelle 1). Bereits 1962 demonstrierte Artz [1] an Hunden, daß nach intraperitonealer Injektion einer fäkalen Keimsuspension die sofortige Spülung der Bauchhöhle mit einer antibiotikumhaltigen Flüssigkeit die Überlebensrate der Tiere im Vergleich zu einer nur mit einem Antibiotikum behandelten Kontrollgruppe signifikant verlängerte. Mit dem Modell der fäkalen Peritonitis konnten Caridis (1968) [6], Rosato (1972) [8] und Cleaver (1974) [8] belegen, daß mit einer 48stündigen Spülung der peritonitischen Bauchhöhle bei intermittierender Spültechnik eine signifikante Verminderung der Letalität der Versuchstiere im Vergleich zu einer Kontrollgruppe erreicht werden kann.

Von besonderer Bedeutung für den Erfolg der Peritoneallavage waren weniger die Art der Peritonitisinokulation oder die Spültechnik, sondern der Zeitpunkt

---

* Universität Ulm, Zentrum für Chirurgie, Abteilung für Allgemeine Chirurgie, Steinhövelstr. 9, D-7900 Ulm/Donau

Die chirurgische Behandlung der Peritonitis
(Hrsg. v. E. Kern)
© Springer-Verlag Berlin Heidelberg 1983

Tabelle 1. Peritoneallavage bei fäkaler Peritonitis: Zeitpunkt der Peritoneallavage

Autor	Versuchs-tier	Beginn der Peritoneallavage			
		15 min	2−8 h	12−24 h	> 24 h
Artz 1962 [1]	Hund	+[a]	−		
Schumer 1964 [20]	Schwein		+[a]		−
Caridis 1968 [6]	Ratte	+[a]	−	−	−
Glover 1969 [11]	Hund				−
Sleeman 1969 [22]	Ratte		+[a]	−	−

[a] Signifikante Steigerung der Überlebensraten

des Lavagebeginns nach Setzen der Peritonitis (Tabelle 1). Eine signifikante Steigerung der Überlebensraten war tierexperimentell erreichbar, wenn die Peritoneallavage 15 min und 2−8 h nach Peritonitisbeginn einsetzte [1, 6, 18, 20, 22]. Bei Beginn der Peritoneallavage später als 24 h nach Setzen der Peritonitis war keine Steigerung der Überlebensrate erreichbar [1, 6, 11, 22].

Der Spüleffekt der Peritoneallavage im Sinne der Konzentrationsverminderung ist ebenfalls tierexperimentell als wesentlicher Therapiefaktor belegt. Burnett [5] hat bereits 1957 auf die Verdünnungswirkung der Peritoneallavage in bezug auf aktive Enzyme, Galle, Blut und Darmchymuspartikel hingewiesen. Die kontinuierliche Verminderung der Keimzahl/ml Irrigationsflüssigkeit [20] und das Herauswaschen von Toxinen [7] sind unter tierexperimentellen Bedingungen als therapeutisch wirksam belegt. Peritoneallavage bewirkt bei bakterieller Peritonitis, die durch gramnegative Keime verursacht wird, das Herausspülen von Endotoxin aus der Peritonealhöhle, so daß das Auftreten von Endotoxin im zirkulierenden Blut wesentlich verringert und verzögert werden kann [3, 7].

Klinische Erfahrung

Obwohl der Wert der intraoperativen Spülung der bakteriell kontaminierten Bauchhöhle bei Peritonitispatienten erkannt wurde, hat sich die Peritoneallavage als intra- und postoperatives Therapieverfahren bisher nicht durchgesetzt. Die klinische Erfahrung mit der postoperativen Anwendung der Peritoneallavage bei diffuser Peritonitis ist bisher auf wenige chirurgische Zentren beschränkt (Tabelle 2). Bei den mit KPL behandelten Patientengruppen war die Lavagedauer mit 2−5 Tage im Vergleich zur bekannten Peritonitisdauer kurz; es sind überwiegend hypoosmolare Lösungen in Mengen zwischen 6 und 24 l/h unter Beigabe eines Antibiotikums verwendet worden. Die Letalitätsraten schwanken bei diesen Patientengruppen zwischen 5,2 und 54%. Ein Vergleich der Letalitätsraten der Patientengruppen ist allerdings nicht aufschlußreich, da

Tabelle 2. Peritoneallavage bei diffuser Peritonitis. I^+ intermittierend; K kontinuierlich, G Glucose, KS 0,9% NaCl

Autor	Patienten	Letalität	Lavagetechnik		Dauer	Antibiotikum	Spültechnik
	n	(%)	Menge/24 h (l)	Lösung	(Tage)		
Aune 1970 [2]	38	5,2	12	1,5% G	−5	+	I^+
McKenna 1970 [16]	25	20	12	0,9% KS	2	+	I
Peloso 1973 [17]	23	10	3−6	0,9% KS	5,2	+	K
Hunt 1975 [13]	38	23,7	16	1,5% G	3−8	+	K
Kraas u. Beger 1979 [15]	20	25	20−60	1,5% G	7−14	+	I
Stephen 1979 [23]	27	22	24	1,5% KS	3	+	I
Eßer 1980 [9]	41	54	12	0,4% KS	2−4	+	I
Halbfaß 1982 [12]	30	26,6	20−40	PIK	5−7	−	?

Zusammensetzung der Patientengruppen, Ausdehnungsgrad der Peritonitis sowie Technik der Peritoneallavage sehr different sind [2, 9, 12, 13, 15, 16, 17, 23].

Prospektive klinische Studien zur Bewertung der Peritoneallavage bei Peritonitis

Zur Frage der Objektivierbarkeit des therapeutischen Werts der postoperativen Peritoneallavage sind bisher 3 klinische Studien publiziert worden [3, 13, 16] (Tabelle 3). Im Rahmen einer prospektiven, randomisierten klinischen Studie wurden von McKenna [16] 25 Patienten mit gynäkologischer Pelveoperitonitis und von Hunt [13] 38 Patienten mit intestinaler Perforationsperitonitis verglichen. Die postoperative Peritoneallavage − in beiden Studien ausgeführt, bis die auslaufende Spülflüssigkeit wasserklar wurde − bewirkte mindestens eine Halbierung der Letalitätsraten bei den mit Spülung behandelten Patientengruppen. Bei den Patienten mit voller intensivmedizinischer Therapie der Peritonitis, jedoch ohne Peritoneallavage, waren Abszeßbildung, Wundinfekte und intraabdominelle Abdhäsionen häufiger (Tabelle 3).

Eigene Erfahrung mit der Anwendung der KPL

Die KPL wurde bisher bei 214 Patienten (davon 86 mit lokaler Peritonitis, 128 mit diffuser Peritonitis) angewandt (Tabelle 4). Die Indikation zur KPL war bei lokaler Peritonitis: perforierte Appendizitis/Peritonitis, retroperitonealer Crohn-Abszeß, Retroperitonitis bei nekrotisierender Pankreatitis; bei diffuser

Tabelle 3. Diffuse Peritonitis: Wertigkeit der Peritoneallavage (prospektive, randomisierte, klinische Studien)

	Patienten (n/n)	Letalität (ohne/mit)	Morbidität (Patienten ohne/mit PD)			
			Abszeß	Fistel	Wund-infektion	Adhäsion
McKenna[a] 1970 [16]	25/25	60/20%	6/1	1/–	6/2	3/0
Hunt[b] 1975 [13]	38/38	47/24%	1/–	–/2	3/3	?
Beger[c] 1980 [3]	6/6	33/0	2/0	0/0	2/1	–
[d]	10/8	50/37	3/1	2/0	4/1	–

[a] Gynäkologische Pelveoperitonitis
[b] Intestinale Perforationsperitonitis
[c] Ulkusperforation > 8 h
[d] Kolonperforation ∅ 28 h

Peritonitis: Ulkusperforation, Kolonperforation, intestinaler Nahtbruch, Pelveoperitonitis, Mesenterialinfarkt.

Im Rahmen einer prospektiven Studie wurden Patienten mit Ulkusperforation und Patienten mit fäkaler Peritonitis nach Kolonperforation bei gleicher Spültechnik verglichen. Spülmenge 21,4 ± 8,8 l/Tag, Spüldauer 7,8 ± 5,1 Tage (s. Tabelle 3). KPL bewirkte bei den mit Ulkusperforation verglichenen Patienten eine signifikante Verminderung der Letalität, obwohl nur Patienten mit einer Perforationsdauer von mehr als 8 h in die Studie einbezogen waren. Bei fäkaler Peritonitis bewirkte die kontinuierliche Peritonealspülung, im Durchschnitt 28 h nach Perforationsereignis begonnen, ebenfalls eine deutliche

Tabelle 4. Kontinuierliche postoperative Peritoneallavage bei Patienten mit Peritonitis (1977–1982)[a]

		Patienten (n)	Letalität (Patienten/%)
Diffuse Peritonitis:	Ulkusperforation (> 12 h)	31	5/16,1
	Dickdarmperforation	48	13/27,1
	Dünndarmperforation	20	4/20
	Mesenterialinfarkt	13	8/61,5
	Postoperative Peritonitis	9	4/44,4
	Gallenwegsperforation	7	2/28,5
Lokale Peritonitis:	Nekrotisierende Pankreatitis	52	17/32,7
	Perforierende Appendizitis	21	2/9,5
	Subphren. Abszeß	7	1/14,3
	Retroperitonealer Abszeß	6	2/33,3
		214 Patienten	

[a] 1977-4/82 Chirurgische Universitätsklinik, Klinikum Charlottenburg, FU Berlin ab 4/82 Chirurgische Universitätsklinik, Universität Ulm

Tabelle 5. Peritoneallavagelösung[a] für KPL bei Peritonitis, Pankreatitis

NaCl	5,67 g/l	132,0	mmol/l
Na-Laktat	7,85 g/l	Cl 106,0	mmol/l
KCl	0,30 g/l	4,0	mmol/l
CaCl$_2$	0,26 g/l	1,75	mmol/l
MgCl$_2$	0,15 g/l	0,75	mmol/l
Glukose	16,50 g/l		
Laktat		35,0	mmol/l
Zusätze:			
Antibiotikum		+	
Heparin		1000 E/l	
Glukosekonzentration		1,65%	
Osmolarität		363 mosm/l	
Menge	1 l/h = 24 l/Tag (6−72 l)		
Spüldauer	0 7 Tage (3−42 Tage)		

[a] GIK®-Lösung (Fa. Fresenius)

Senkung der Letalität. Bei beiden Patientengruppen bewirkte die KPL eine Häufigkeitssenkung der pulmonalen Insuffizienz und des Nierenversagens. Da Endotoxin der entscheidende Morbiditätsfaktor bei der bakteriellen, gramnegativen Peritonitis ist, bedeutet die durch die Peritonealspülung erreichte Verminderung der Endotoxinämieraten eine Objektivierung der Spülwirkung [3].

Technik der KPL bei Patienten mit bakterieller Peritonitis

Voraussetzung für die Anwendung einer postoperativen Peritoneallavage bei Patienten mit Peritonitis ist die definitive oder palliative operative Sanierung der abdominellen Keimaustrittsquelle. Die KPL stellt eine therapeutische Maßnahme im Rahmen der intensivmedizinischen Therapie von Peritonitispatienten dar. Die standardisierte Peritonitistherapie umfaßt: Antibiotikumapplikation, Volumensubstitution, Elektrolyt-, Flüssigkeits- und Kaloriensubstitution, medikamentöse Herz- und Nierenfunktionsunterstützung, bei Bedarf maschinelle Ventilation. Am Ende der intraabdominellen Operation wird die Peritonealhöhle durch sorgfältiges Austupfen und mehrfaches Spülen mit 0,9%iger Kochsalzlösung soweit wie möglich von Kontaminationspartikeln gesäubert; Fibrinbeläge auf den Serosaflächen werden zur Vermeidung von abszeßfördernden Verklebungen gezielt entfernt. Vor Verschluß der Bauchdecken erfolgt die Plazierung von in der Regel 4 Tenckhoff-Kathetern, die auf die 4 abdominellen Quadranten verteilt werden. Die peritonealen Einmündungen der Tenckhoff-Katheter werden mit Tabaksbeutelnähten zur Vermeidung eines Flüssigkeitsaustrittskanals ligiert. Unmittelbar nach Beendigung der Bauchwandnaht wird die kontinuierliche Peritoneallavage mit einer kommerziell erhältlichen Peritonealdialyselösung (Tabelle 5) begonnen. Die Verwendung einer leicht hyperosmolaren Lösung bietet den Vorteil einer Verringerung des Risikos der Flüssigkeitsretention. Mit einer 1,65%igen Dialyselösung ist es regelmäßig möglich, dem Körper Flüssigkeit in einer Menge zwischen 0,5 und 1,5 l/Tag zu entziehen. In Abhängigkeit von der Serumkaliumkonzentration kann auch eine kaliumfreie Dialyselösung gewählt werden. Zur Vermeidung von abdominellen Adhäsionen, die bei Peritonitis erfahrungsgemäß rasch und häufig auftreten können, wird der Spülflüssigkeit Heparin zugesetzt. Bewährt hat sich nach unserer Erfahrung eine Spülmenge von 1 l/h und eine Spüldauer von mindestens 7 Tagen. Bei Patienten mit diffuser Peritonitis und ausgeprägter Niereninsuffizienz ist auch bei Anwendung der intermittierenden Spültechnik ein Dialysefluß von 2 l/h für eine begrenzte Zeit von Vorteil. Obwohl das Übertreten der i. v. applizierten Antibiotika in die Peritoneum- bzw. Peritonitisflüssigkeit belegt ist, wird der Zusatz eines Antibiotikums zur Lavageflüssigkeit fast ausnahmslos verwendet [14, 19].

Wertigkeit der KPL bei Patienten mit bakterieller Peritonitis

Die postoperative KPL ist eine wichtige intensivmedizinische Zusatztherapie bei Patienten mit diffuser oder lokaler bakterieller Peritonitis. Das Therapieprinzip der KPL ist duch tierexperimentelle Untersuchungsreihen, v. a. bei fäkaler Peritonitis im Sinne einer signifikanten Senkung der Letalitätsraten, abgesichert. Die bisher vorliegenden 3 prospektiven, kontrollierten klinischen Studien bei Peritonitispatienten belegen den Wert der KPL. Es besteht jedoch z. Z. eine auffällige Diskrepanz zwischen erkennbarer klinischer Wertigkeit und Verbreitung des Therapieprinzips. Der Vorteil der KPL ist in einer Auswaschwirkung für intestinale Kontaminationspartikel, Digestionsenzyme, Bakterien, Blut und Endotoxine zu sehen. Darüber hinaus wird durch den Dialyseeffekt einem akuten Nierenversagen vorgebeugt (Tabelle 6).

Die geringe Verbreitung des gut begründeten Therapieprinzips der KPL erklärt sich jedoch aus den bisher im Vordergrund stehenden Nachteilen. Durch Gewebsadhäsionen können sich intraabdominell separate Flüssigkeitsräume bilden, die nicht mehr spülfähig sind. Wie die Erfahrung mit der Anwendung der Peritonealdialyse bei Patienten mit chronischer Niereninsuffizienz mit und ohne (exogen verursachter) Peritonitis zeigt, verhindern der Durchlauf von großen Flüssigkeitsmengen und nach unserer Erfahrung das Auswaschen von Fibrin/Fibrinogen bei Peritonitispatienten regelmäßig Verklebungsräume. Bei großflächiger Verletzung, insbesondere des Retroperitonealraums, besteht die Gefahr der Sequestration von Flüssigkeit in der paravertebralen Muskulatur oder der Bauchwand. Diese Komplikation kann intraoperativ durch sorgfältige Naht der Peritoneumränder verringert oder vermieden werden. Durch Verwendung der hyperosmolaren Lavagelösung ist das Risiko einer intraparenchymatösen Flüssigkeitssequestration nach unserer Erfahrung gering. Eine wichtige Voraussetzung zur Vermeidung des Bauchwandödems stellt die Tabaksbeutelligatur des Peritoneums um die Einmündung der Katheter dar.

Tabelle 6. Kontinuierliche Peritonealspülung bei Peritonitis

Therapieziele:	Dekontamination der Bauchhöhlen	
	Endotoxinelimination	
	Applikation antibakterieller Medikamente	
	Vorbeugung einer Niereninsuffizient	
Therapieerfolg hängt ab:	Spüllösung:	~ 20 l/Tag, hypertone Lösung
	Spültechnik:	Tenckhoff-Katheder
		Ein- und Auslauf über jeden Katheder
	Spüldauer:	bis Keimfreiheit/Endotoxinnegativität

Der Proteinverlust durch die KPL ist ein ernst zu nehmender Risikofaktor bei der Anwendung des Peritonealdialyseprinzips. Der Albuminverlust wird nach Beobachtung an nephrologischen Patienten zwischen 15 und 45 g/Tag geschätzt; daneben gehen bei der Lavage Fibrin und Fibrinspaltprodukte verloren. Durch eine parenterale Substitution von Albumin ist es jedoch leicht möglich, den Albuminverlust wieder auszugleichen [3, 19].

Nach den bisher vorliegenden Beobachtungen ist das Risiko von peritonealen Wundheilungsstörungen, intraabdominellen Blutungen sowie abdominellen Adhäsionen nach der Lavageperiode nicht verläßlich zu bewerten, da widersprüchliche Erfahrungen mitgeteilt sind. Nach unserer Erfahrung sind Wundheilungsstörungen bei Patienten mit kontinuierlicher postoperativer Peritoneallavage seltener als bei konventionell therapierten Peritonitispatienten. Dagegen beobachten wir häufig, insbesondere bei Patienten, die über Wochen eine KPL-Therapie erhalten, nach dem Ziehen der Katheter sog. Katheterfisteln, die jedoch klinisch harmlos sind und nach kurzer Zeit heilen. Hervorzuheben ist die Beobachtung, daß Patienten mit Peritonitis, die mit KPL behandelt werden, sofort deutliche Besserung des Zustands empfinden und der Schmerzmittelverbrauch zurückgeht. Die Krankheitsdauer bzw. Liegezeit der KPL-Patienten ist gegenüber nichtgespülten Patienten wesentlich kürzer (Tabelle 7).

Tabelle 7. Indikation zur kontinuierlichen postoperativen Peritoneallavage (KPL)

Diffuse bakterielle Peritonitis[a]	Ulkusperforation > 8−12 h
	Gallenwegsperforation
	Dünndarmperforation
	Kolonperforation
	Mesenterialinfarkt
	Perforierte Appendizitis
Lokaler, großer (> 0,5 l) Abszeß	Subphrenisch
	Retroperitoneal
Nekrotisierende Pakreatitis	

[a] Peritonitis im Ober- und Unterbauch ausgedehnt; mit beginnender Organinsuffizienz (Lunge, Niere, Schade)

Zusammenfassung

Die kontinuierliche postoperative Peritoneallavage (KPL) ist bei Patienten mit diffuser oder lokaler bakterieller Peritonitis ein zusätzliches intensivmedizinisches Therapieverfahren, das bisher keine breite Anerkennung gefunden hat. Die kontinuierliche Peritoneallavage ist indiziert bei Patienten mit diffuser Peritonitis nach langzeitiger Ulkusperforation und nach Kolonperforation sowie nach Pelveoperitonitis und nekrotisierender Pankreatitis, auch vor Beginn des akuten Nierenversagens. Nach tierexperimentellen Beobachtungen bewirkt die Peritoneallavage eine signifikante Verminderung der Letalität und eine Verminderung der Frequenz von Wundheilungsstörungen. Bisher vorliegende prospektive, kontrollierte klinische Studien belegen die letalitäts- und morbiditätssenkende Wirkung der KPL bei Verwendung einer hyperosmolaren Lavageflüssigkeit mit Antibiotikumzusatz. Therapieziele sind: Dekontamination der Bauchhöhle, Endotoxinelimination und Prophylaxe einer renalen Insuffizienz. Der Therapieerfolg hängt vom Dialysefluß sowie von der Verwendung einer hypertonen Spüllösung ab. Unter Verwendung von Tenckhoff-Kathetern gelingt es regelmäßig, der Forderung nach einer möglichst den gesamten Peritonealraum einbeziehenden Spültechnik unter Verminderung von fremdmaterialbedingten intraperitonealen Verwachsungen gerecht zu werden. Die Wirkung der KPL ist bei Patienten mit gramnegativer bakterieller Peritonitis an der Elimination von Endotoxin und einer Verminderung der Häufigkeit von Endotoxinämien zu objektivieren.

Literatur

1. Artz CP, Barnett WO, Grogan JB (1962) Further studies concerning the pathogenesis and treatment of peritonitis. Ann Surg 155: 756
2. Aune S, Normann E (1970) Diffuse peritonitis treated with continuous peritoneal lavage. Acta Chir Scand 136: 401
3. Beger HG, Kraas E, Hempel B (1980) Peritonealdialyse bei bakterieller Peritonitis: Endotoxin als Therapiekriterium. In: Schönborn, H (Hrsg) Intensivmedizin bei gastroenterologischen Erkrankungen. Thieme, Stuttgart, S 147
4. Beger HG, Gögler H, Kraas E, Bittner R (1981) Endotoxin bei bakterieller Peritonitis. Chirurg 52: 81
5. Burnett WF, Brown RG, Rosemond GP, Caswell HT, Buchor RB, Tyson RR (1957) The treatment of peritonitis using peritoneal lavage. Ann Surg 145: 5
6. Caridis DT, Matheson NA (1968) Peritoneal lavage in peritonitis. Br Med J 2: 219
7. Caridis DT, Cuevas P, Fine J (1972) Treatment of acute ischemia of the intestine by peritoneal lavage in the rabbit. Surg Gynecol Obstet 135: 199
8. Cleaver CLT, Hopkins AD, Kee Kwong NG, Raferty AT (1974) The effect of postoperative peritoneal lavage on survival, peritoneal wound healing and adhesion formation following fecal peritonitis: an experimental study in the rat. Br J Surg 61: 601
9. Eßer G, Rappen HH (1980) Über die Effektivität der Spüldrainagen bei diffuser bakterieller Peritonitis. Chirurg 51: 774
10. Gjessing J, Tomlin P (1974) Continuous peritoneal lavage. Acta Chir Scand 140: 124

11. Glover JL, Atkins P, Lempke RE (1969) Evaluation of peritoneal lavage therapy for peritonitis. J Surg Res 9:531
12. Halbfass HJ, Keller H, Boesken WH, Wilms H (1982) Ergebnisse der kontinuierlichen Darmspülung bei diffuseitriger Peritonitis. Chirurg 53:628
13. Hunt JA, Rivlin ME, Clarebout HJ (1975) Antibiotic peritoneal lavage in severe peritonitis. S Afr Med J 49:233
14. Hunt JA, Rivlin ME, Sulck HKHF (1976) Antibiotische Lavage der Bauchhöhle bei schwerer Peritonitis. Intensivmed Prax 13:398
15. Kraas E, de Jonge K, Schurig R, Becker H, Beger HG (1979) Erfahrung mit der Peritonealdialyse bei der eitrigen Peritonitis. In: Peritonitis. TM-Verlag, Bad Reynhausen, S 141
16. McKenna JP, Currie DJ, MacDonald JA, Finlayson DC, Lanskail JC (1970) The use of continuous postoperative peritoneal lavage in the management of diffuse peritonitis. Surg Gynecol Obstet 130:254
17. Peloso OA, Floyd VT, Wilkinson LH (1973) Treatment of peritonitis with continuous postoperative peritoneal lavage using cephalotin. Am J Surg 126:742
18. Rosato EF, Oram-Smith JC, Mullis WF, Rosato FE (1972) Peritoneal lavage treatment in experimental peritonitis. Ann Surg 175:384
19. Schmitt W, Pietsch P, Troeger H (1972) Die intraperitoneale Antibiotika-Spüldrainage bei diffuser Peritonitis. Zentralbl Chir 97:3
20. Schumer W, Lee DK, Jones B (1964) Peritoneal lavage in postoperativ therapy of late peritoneal sepsis. Surgery 55:841
21. Schurig R, Becker H, Gahl GM, Kessel M (1980) Akutes Nierenversagen: Behandlung mit kontinuierlicher Peritonealdialyse. Diagn Intensivther 5:191
22. Sleeman HK, Diggs BW, Hayes DK, Hamit HF (1969) Value of antibiotics, corticosteroids and peritoneal lavage in the treatment of experimental peritonitis. Surgery 66:1060
23. Stephen M, Loewenthal J (1979) Continuing peritoneal lavage in high-risk peritonitis. Surgery 85:603

Erfahrungen der Würzburger Klinik mit der programmierten Lavage bei Peritonitis

R. Arbogast*

Zu Beginn sei eine Statistik über die Peritonitisfälle an der Chirurgischen Universitätsklinik Würzburg demonstriert, aus der die Aktualität und die Problematik dieses schweren und häufigen Krankheitsbildes deutlich wird (Tabellen 1 und 2).

Von 1971 bis 1981 wurden an der Chirurgischen Klinik Würzburg 1327 Patienten mit Peritonitis behandelt; 1072mal handelte es sich um eine spontane, in 255 Fällen um eine postoperative Peritonitis. Das Zahlenverhältnis ist praktisch im gesamten Zeitraum konstant geblieben.

Bezogen auf die Gesamtzahl der operativen Eingriffe an den in Tabelle 3 aufgeführten Organen, wurde in der Zeit von 1978 bis 1981 in 8,7% eine spontane und in 3,2% eine postoperative Peritonitis beobachtet. In über 50% lag eine fibrinöse und in über 40% eine eitrige Peritonitis vor (Tabelle 4).

Von 847 Patienten im Zeitraum von 1971−1977 sind 110 und von 480 Patienten in der Zeit von 1978−1981 sind 94 verstorben (Tabellen 5 und 6). Die höchste Letalitätsrate mit 60% fand sich bei der postoperativen Peritonitis nach Eingriffen am Dickdarm [1]. Die Trennung der Tabellen in 2 Zeitabschnitte ist dadurch begründet, daß in mehrfacher Hinsicht seit 1978 ein Wandel eingetreten ist: schnellerer Entschluß zur Relaparotomie bei entsprechender Indikation; Gabe von wirksameren Antibiotikakombinationen nicht nur post-, sondern auch

Tabelle 1. Peritonitisfälle an der Chirurgischen Universitätsklinik Würzburg von 1971−1977

Grundkrankheit	Gesamt	Spontan gesamt	Spontan Lokal	Spontan Diffus	Postoperativ gesamt	Postoperativ Lokal	Postoperativ Diffus
Appendix	467	429	313	116	38	8	30
Magen	104	78	37	41	26	7	19
Dünndarm	54						
Dickdarm	52	68 (106)	24	44	38	12	26
Gallenblase und Gallenwege	84	73	50	23	11	0	11
Pankreas	27	22	8	14	5	0	5
Sonstige	59	47	23	24	12	4	8
Gesamt	847	717			130		

* Chirurgische Universitätsklinik, Josef-Schneider-Str. 2, D-8700 Würzburg

Die chirurgische Behandlung der Peritonitis
(Hrsg. v. E. Kern)
© Springer-Verlag Berlin Heidelberg 1983

Tabelle 2. Peritonitisfälle an der Chirurgischen Universitätsklinik Würzburg (1978–1981)

Grundkrankheit	Gesamt	Spontan		Postoperativ	
		Lokal	Diffus	Lokal	Diffus
Appendix	231	214		17	
		181	33	8	9
Magen	54	25		29	
		12	13	15	14
Dünndarm	60	38		22	
		17	21	10	12
Dickdarm	53	27		26	
		10	17	13	13
Gallenblase und Gallenwege	42	28		14	
		21	7	6	8
Pankreas	15	10		5	
		6	4	3	2
Inneres Genital	17	9		8	
		7	2	3	5
Sonstige	8	4		4	
		2	2	2	2
Gesamt	480	355		125	

Tabelle 3. Häufigkeit der Peritonitis im Verhältnis zu den operativen Eingriffen an der Chirurgischen Universitätsklinik Würzburg 1978–1981

Grundkrankheit	Gesamtoperationen	Peritonitis in %	
		Spontan	Postoperativ
Appendix	749	28,6	2,3
Magen	725	3,5	4,0
Dünndarm	480	7,9	4,6
Dickdarm	790	3,4	3,3
Gallenblase und Gallenwege	1 349	2,1	1,0
Pankreas	120	8,3	4,2
Gesamt	4 213	8,7	3,2

Peritonitistyp	%
Fibrinös	50,4
Eitrig	43,9
Gallig	3,7
Kotig	1,8
Bariumperitonitis und sonstige	0,2

Tabelle 4. Pathologisch-anatomische Klassifizierung von 480 Peritonitisfällen an der Chirurgischen Universitätsklinik Würzburg (1978–1981)

Tabelle 5. Letalität bei Peritonitis, Chirurgische Universitätsklinik Würzburg (1971–1977)

Grundkrankheit	Akute Peritonitis				Postoperative Peritonitis			
	n		$\%$		n		$\%$	
Appendix	6		1,3		11		28,9	
Magen	9		11,5		14		53,8	
Dünndarm	10	25	27,8	34,0	6	18	33,3	47,7
Dickdarm	15		49,9		12		60,0	
Gallenblase und Gallenwege	7		9,6		6		54,5	
Pankreas	8		36,4		2		40,0	
Sonstige	4		8,5		–		–	
Gesamt	59				51			

Tabelle 6. Letalität bei Peritonitis, Chirurgische Universitätsklinik Würzburg (1978–1981)

Grundkrankheit	Spontane Peritonitis		Postoperative Peritonitis		Gesamt	
	n	$\%$	n	$\%$	n	$\%$
Appendix	4	9,7	0	–	4	4,2
Magen	5	12,5	17	31,4	22	23,4
Dünndarm	11	27,4	14	26,0	25	26,6
Dickdarm	10	25,2	10	11,8	20	21,3
Gallenblase und Gallenwege	5	12,2	6	11,1	11	11,7
Pankreas	3	7,4	2	3,6	5	5,3
Inneres Genital	1	2,8	4	7,2	5	5,3
Sonstige	1	2,8	1	2,1	2	2,2
Gesamt	40		54		94	

intra- und präoperativ; verstärkte Beachtung der anaeroben Keime und nicht zuletzt eine Verbesserung der intensivmedizinischen Möglichkeiten. Trotzdem sind die Ergebnisse unbefriedigend, v. a. dann, wenn die sogenannte inkurable Trias-Peritonitis, respiratorische Insuffizienz und Nierenversagen – besteht. Hierbei lag die Letalität bei fast 100% [2, 4, 5, 7]. Ergänzend ist noch zu erwähnen, daß weit über 50% der Peritonitisfälle von außerhalb und oft in desolatem Zustand überwiesen wurden.

Aufgrund der schlechten Ergebnisse führten wir bei einigen Patienten mit diffuser Peritonitis die geschlossene Spül- bzw. Spülsaugdrainage durch, ohne jedoch eine entscheidende Verbesserung der Behandlungsergebnisse erzielen zu können.

Angeregt durch die beeindruckenden Ergebnisse von Kerremans et al. [3], sowie Teichmann u. Kirschner [6] führen wir seit Juli 1981 die programmierte Intervallspülung des Abdomens bei diffuser Peritonitis durch.

Zunächst fand das Prinzip nur bei Patienten mit der „inkurablen Trias" Anwendung. Da die Erfolge vielversprechend und die Durchführung unproblematisch war, wurde das Verfahren ausgedehnt auf alle Fälle einer schweren, diffusen eitrigen und kotigen Peritonitis bei Patienten in jedem Lebensalter.

Taktisches Vorgehen

Trifft der Operateur auf eine schwere diffuse Peritonitis, gleichgültig welcher Genese, so nimmt er den Patienten in ein festes Programm auf. Die entscheidende Maßnahme bleibt nach wie vor die chirurgische Herdsanierung. Danach wird die Bauchhöhle quadrantenweise sorgfältig gereinigt und mit physiologischer Kochsalzlösung gespült, bis die Spülflüssigkeit klar bleibt (bis zu 20 l). Weiterhin werden sämtliche Fibrinbeläge − soweit sie nicht zu fest adhärent sind − abgetragen. Ohne Einbringung von Drainagen wird dann das Abdomen unter Verwendung von meist 2 Unterstützungsnähten provisorisch verschlossen. Durch das Einlegen einer großen, gefensterten Silikonwellendrainage werden die intraabdominellen Organe abgedeckt und somit ein Prolabieren von Darmschlingen verhindert. Routinemäßig wird nunmehr jeden, mindestens aber jeden 2. Tag die Bauchhöhle erneut eröffnet und einer intensiven Spülung und Abdominaltoilette unterworfen. Dieses Regime wird so lange fortgeführt, bis die Bauchhöhle sich in einwandfreiem Zustand befindet. Dann erst wird sie ohne Drainagen schichtweise verschlossen, nachdem zuvor die Darmschlingen im Sinne von Noble oder Childs angeordnet wurden (s. folgende Übersicht).

Programm der Intervallspülung
1) Indikation
   Schwere *diffuse* eitrige Peritonitis ± „inkurable Trias"
2) Primäre Herdsanierung
   (falls möglich)
3) Intraoperative Abdominaltoilette
   a) Spülung der Bauchhöhle bis Spülflüssigkeit klar
   b) Abtragung der Fibrinbeläge soweit *leicht* möglich
4) Provisorischer Bauchdeckenverschluß
   a) Silikonwellendrainage zum Schutz der Abdominalorgane
   b) Verwendung von Unterstützungsnähten
   c) *Keine* weiteren Drainagen
5) Festlegung des Spülintervalls
   a) 24-h-Rhythmus
   b) 48-h-Rhythmus
6) Definitiver Bauchdeckenverschluß
   a) Wenn Peritonitis beherrscht
   b) Ohne Drainage der Bauchhöhle
   c) Evtl. Plikatur nach Childs

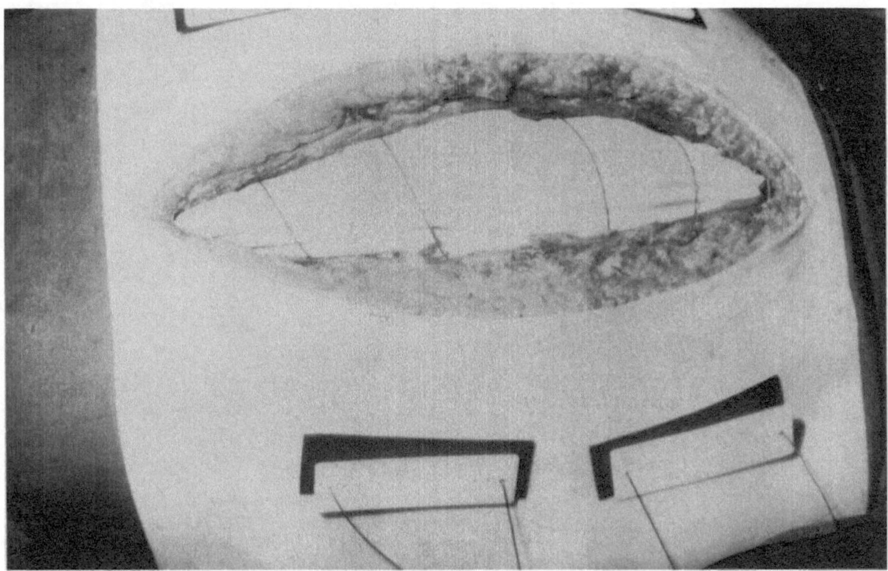

Abb. 1. Technik des provisorischen Bauchdeckenverschlusses unter Verwendung einer Silikonwellendrainage und 2 Unterstützungsnähten

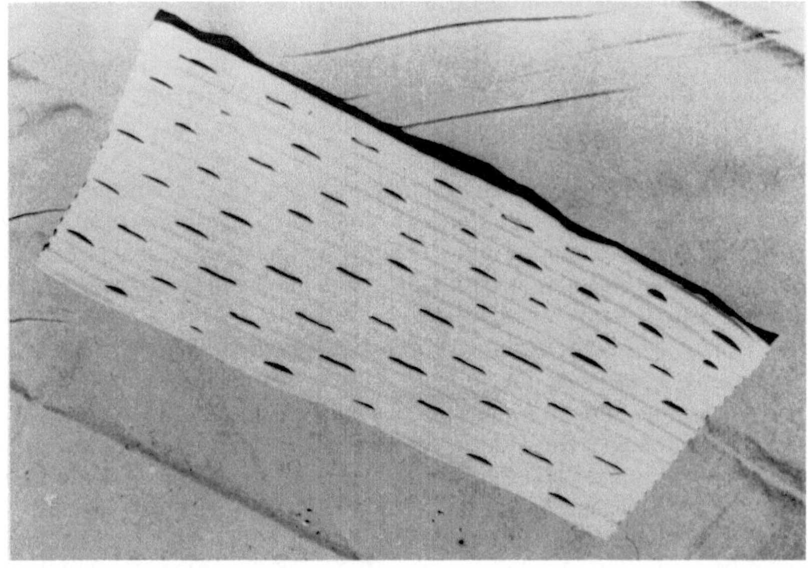

Abb. 2. Delbet-Silikon-Wellendrainage mit manuell eingestanzten Löchern zur Ermöglichung des Sekretabflusses aus der Bauchhöhle

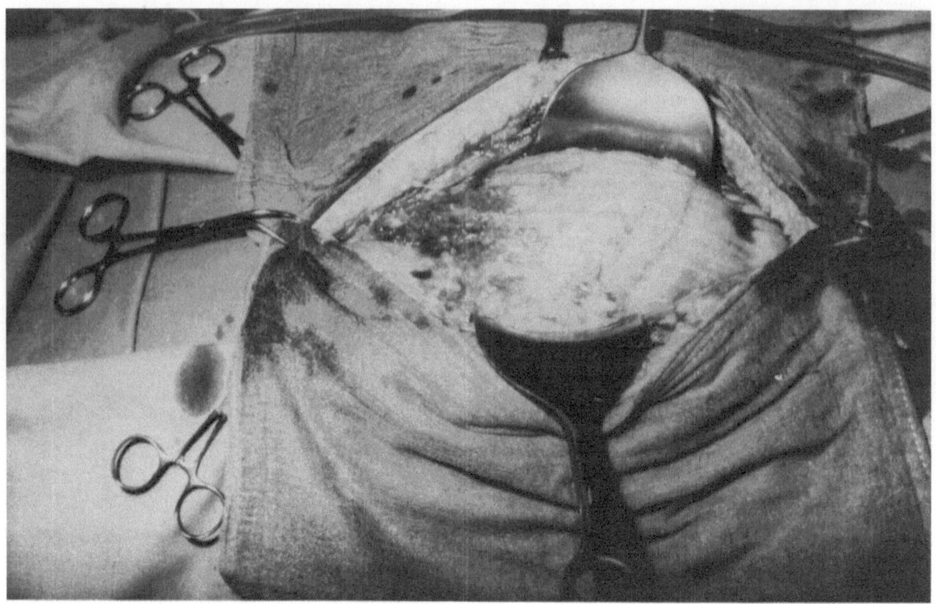

Abb. 3. Situs nach Entfernung der Wellendrainage. Deutlich sind die Fibrinbeläge, die sich unter der Wellendrainage ansammeln, zu erkennen

Abb. 1 zeigt die Technik des provisorischen Bauchdeckenverschlusses unter Verwendung von 2 Unterstützungsnähten nach vorherigem Einbringen einer Silikonwellendrainage. Abb. 2 zeigt die sog. Delbet-Silikonwellendrainage mit den manuell eingebrachten Löchern, durch die das Sekret aus der Bauchhöhle abfließen kann.

Die Entfernung der Silikonplatte ist leicht, da sie nicht mit den Organen verklebt. In den ersten Tagen finden sich bei noch florider Peritonitis unterhalb der Wellendrainage häufig verstärkt Fibrinbeläge, die sich jedoch problemlos entfernen lassen (Abb. 3).

In den vergangenen 18 Monaten wurden an der Chirurgischen Universitätsklinik Würzburg 29 Patienten mit dieser programmierten Intervallspülung des Abdomens behandelt. In 9 Fällen handelte es sich um Kinder, davon 4 Neugeborene. Das Durchschnittsalter lag daher mit 41 Jahren sehr niedrig. Der älteste Patient war 79 Jahre alt.

Von 16 Kranken, die überlebten (entsprechend 55,2%), lag in 7 Fällen die „inkurable Trias" vor. Der älteste Patient aus dieser Gruppe war 72 Jahre alt und aufgrund einer Zystenleber sowie Zystennieren beidseits und einer fortgeschrittenen Arteriosklerose sowie eines Diabetes mellitus schwer vorgeschädigt. Ursache der Peritonitis war ein perforiertes Kolonkarcinom im Bereich der linken Flexur.

Bei 8 weiteren Patienten bestand neben der diffusen Peritonitis noch eine respiratorische oder beginnende renale Insuffizienz. Das Durchschnittsalter der verstorbenen Patienten lag bei 61,8 Jahren (Tabelle 7).

Tabelle 7. Ergebnisse der programmierten Intervallspülung des Abdomens bei 29 Fällen von diffuser eitriger und kotiger Peritonitis, Chirurgische Universitätsklinik Würzburg (1981–1982)

Ursache	n	Respiratorische Insuffizienz	Renale Insuffizienz	Herd-sanierung	Anzahl der Spülungen	Überlebt		Verstorben			
								Peritonitis beherrscht		Peritonitis nicht beherrscht	
						n	%	n	%	n	%
Appendix	5	4	0	5	1–3	5	100	–	–	–	–
Dünndarm	7	7	6	6	2–4	3	42,8	3	42,8	1	14,4
Kolon	8	7	6	8	1–9	4	50	2	25	2	25
Magen	5	5	5	4	1–8	2	40	2	40	1	20
Pankreas	1	1	1	1	3	–	–	–	–	1	100
Gallenwege	1	–	–	1	2	1	100	–	–	–	–
Andere	2	1	–	1	1–4	1	50	–	–	1	50
Gesamt	29	25	18	26	–	16	55,2	7	24,2	6	20,7

Tabelle 8. Peritonitisursachen und Verlauf der Spülbehandlung bei 4 Neugeborenen mit Peritonitis, Chirurgische Universitätsklinik Würzburg (1981–1982)

Peritonitisursachen	Alter (Tage)	Gewicht (g)	Anzahl der Spülungen	Wundheilung
Zäkumperforation B.M., ♀	23	2 300	3	primär
Sigmaruptur P.M., ♂	8	2 800	4	primär
Nekrotische Enterokolitis B.D., ♀	9	2 070	2	primär
Megakolon mit subtotaler Kolonaganglionose F.M., ♂	5	3 200	3	primär

In 9 der 13 Fälle mit letalem Ausgang lag die „inkurable Trias" vor.

Bei 7 Patienten konnte die Peritonitis bei der Obduktion als beherrscht angesehen werden.

Überraschend war die Tatsache, daß bei 12 von 16 überlebenden Patienten die Operationswunde nach dem definitiven Verschluß des Abdomens primär heilte. Methodenspezifische Komplikationen konnten wir auch bei häufiger Intervallspülung – bis zu 9mal – nicht feststellen. Voraussetzung hierfür ist jedoch, daß die Waschung des Abdomens vorsichtig durchgeführt wird, um eine Toxineinschwemmung zu vermeiden.

Aufgrund der guten Ergebnisse der programmierten Intervallspülung bei Neugeborenen – alle 4 Säuglinge überlebten, das jüngste mit 5 Tagen und zum Operationszeitpunkt mit einem Gewicht von 2000 g (bei diesem Säugling waren insgesamt 11 Dünndarmanastomosen notwendig, die in der Peritonitis angelegt werden mußten) – sind wir der Überzeugung, daß das oben angeführte Prinzip auch für diese Patientengruppe im Einzelfall Anwendung finden kann (Tabelle 8).

Die programmierte Intervallspülung des Abdomens als Behandlungsprinzip bei der schweren diffusen Peritonitis bietet nach unserer Auffassung folgende Vorteile:

1) *Kontrolle der Herdsanierung.* Bei jeder Spülung kann sich der Operateur vom Erfolg der Herdsanierung überzeugen oder den Zustand der Anastomosen, die ja in der Peritonitis angelegt wurden und schon deshalb insuffizienzgefährdet sind, kontrollieren.

2) *Verlaufskontrolle der Peritonitis.* Zeigt die Bauchfellentzündung eine rückläufige Tendenz? Bilden sich *lokale Abszesse* oder Schlingenabszesse? (s. Abb. 4)

3) Es existieren *keine Drainagenprobleme.* Die postoperative geschlossene Dauerspülbehandlung des Abdomens war häufig dadurch kompliziert, daß bereits nach wenigen Stunden infolge der intraabdominellen Verklebungen die Spülflüssigkeit nur noch in präformierten Straßen floß. Zum anderen bereitete die Abdichtung der Drainagen große Probleme. Die mit jeder

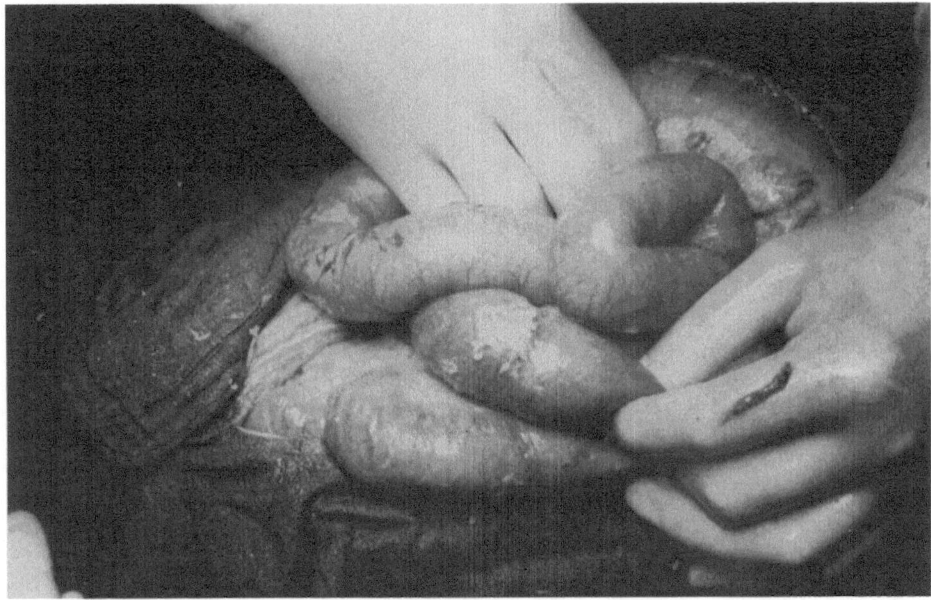

Abb. 4. Sorgfältige Revision des Abdomens bei jeder Intervallspülung mit Suche nach lokalen Abszessen bzw. Schlingenabszessen

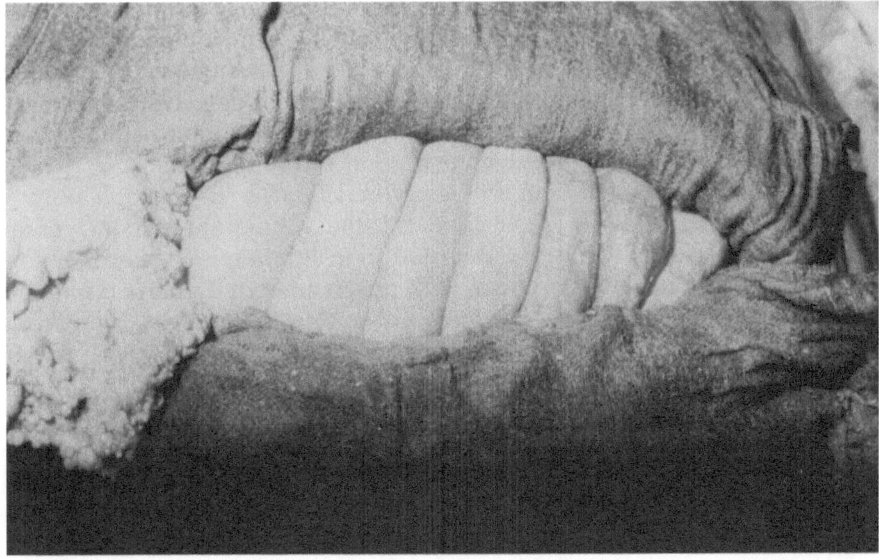

Abb. 5. Faltung des Dünndarmes im Sinne der Plikatur nach Childs am Ende der programmierten Spülbehandlung vor definitivem Bauchdeckenverschluß

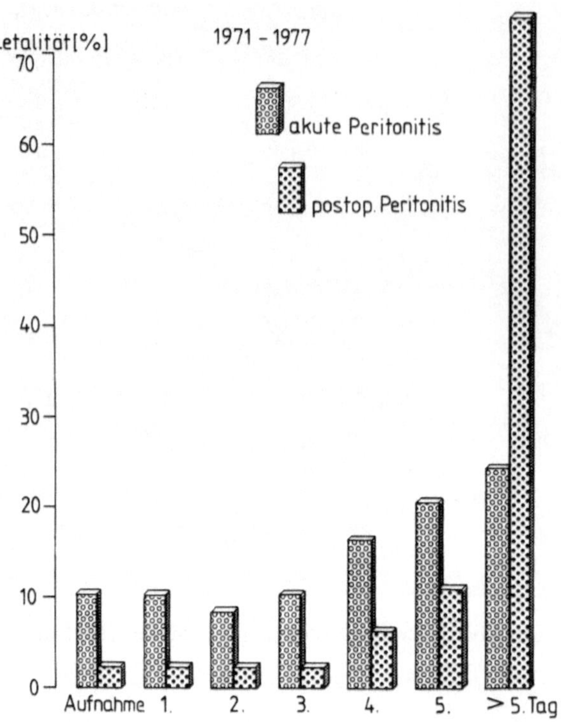

Abb. 6. Letalität bei Peritonitis in Abhängigkeit vom Beginn der Symptomdauer bis zur Laparotomie bzw. Relaparotomie (Chirurgische Universitätsklinik Würzburg, 1971 bis 1977)

Dauerspülung verbundene *Belastung des Pflegepersonals entfällt ebenso wie die ausgedehnte Narbenbildung.*

4) Das nicht gelöste *Problem der postoperativen intraabdominellen Verwachsungen* und der Schlingenabszesse bleibt nicht sich selbst überlassen. Der Operateur muß bei jeder Intervallspülung die Darmschlingen lösen und von Fibrinbelägen befreien. Erst wenn keine Entzündungszeichen mehr vorliegen, wird der Darm in geordnete Schlingen gelegt. Somit kann die *Gefahr eines späteren Ileus klein* gehalten werden (Abb. 5).

5) In über 80% der Fälle ist ein *problemloser definitiver Bauchdeckenverschluß* mit Primärheilung möglich, da die Bauchdecken während der gesamten Behandlungszeit geschont werden und eine Infektion so unterbleibt.

6) Ein ganz entscheidender Vorteil der programmierten Intervallspülung ist u. E. darin zu sehen, daß der *Operateur von der schwierigen Entscheidung, ob überhaupt und wann relaparotomiert werden muß, befreit* wird. Die Bedeutung der Frührelaparotomie ist bekannt und wird durch Abb. 6 noch einmal verdeutlicht.

Unsere Erfahrungen rechtfertigen noch nicht ein endgültiges Urteil, aber wir hoffen, aufgrund des aggressiveren chirurgischen Vorgehens bei der schweren diffusen Peritonitis einen weiteren Schritt nach vorn getan zu haben.

Literatur

1. Arbogast R, Gay B, Eckert P (1979) Häufigkeit und Prognose der Peritonitis. In: Häring R v (Hrsg) Aktuelle Chirurgie, Bd. Peritonitis. Thieme, Stuttgart, S 93
2. Charleux H et al. (1980) A propose de „la non fermeture pariétale dans la chirurgie des péritonites". Chirurgie 106: 63
3. Kerremans R, Penninckx F, Lauwers P, Ferdinande F (1982) Mortality of diffuse peritonitis patients reduced by planned relaparatomies. Intensivmed Notfallmed Anästhesiol 37: 104
4. Kirschner M (1926) Die Behandlung der akuten eitrigen freien Bauchfellentzündung. Langenbecks Arch Klin Chir 142: 253
5. Steinberg D (1979) On leaving the peritoneal cavity open in akute generalized suppurative peritonitis. Am J Surg 137: 216
6. Teichmann W, Kirschner M (1982) Etappenlavagetherapie bei diffuser Peritonitis. Chirurg 53: 1
7. Yasargil EC (1979) Fenestration der Peritonealhöhle mit einem Mersilen-Netz. Schweiz Med Wochenschr 109: 640

Geplante Relaparotomie in der chirurgischen Behandlung der schweren, generalisierten Peritonitis intestinalen Ursprungs

F. M. A. Penninckx, R. P. J. Kerremans und P. M. Lauwers*

Der Abdominalraum von Patienten, die unter einer schweren, langdauernden und generalisierten Peritonitis leiden, kann oft nicht in einer operativen Sitzung saniert werden. Selbst eine ausgedehnte Säuberung und ein peinliches peritoneales Débridement reichen nicht hin, um die Peritonitis in den Griff zu bekommen. Deswegen entschlossen wir uns, alle 2−3 Tage zu relaparotomieren, bis die abdominale Kontamination zumindest makroskopisch nicht mehr nachweisbar war [3]. Im folgenden soll die Mortalität einer ausgewählten Gruppe schwerstkranker Patienten, die eine Peritonitis intestinalen Ursprungs aufwiesen (Gruppe 1) nach geplanter Relaparotomie mit einer 2. Gruppe von Patienten verglichen werden, die einem konventionellen chirurgischen Regime unterworfen wurden (Gruppe 2).

Material und Methode

Es wurden 42 Patienten mit schwerer Peritonitis ausgewählt, die 7mal ihren Ausgang vom Dünndarm, 35mal vom Dickdarm nahm. Komplikationen nach Appendizitis wurden ausgeschlossen. Alle Patienten wiesen die Symptome einer generalisierten Peritonitis auf, die mehr als 24 h bestanden hatte. Bei Klinikaufnahme lag bereits ein septisches Zustandsbild vor, und die Funktion eines oder mehrerer entfernter Organe war ausgefallen. Die Patienten wurden intensivmedizinisch betreut und erhielten prä- oder intraoperativ Ampicillin und Gentamicin oder Tobramycin und Clindamycin oder Metronidazol (i.v.). Die Ursache der Peritonitis wurde stets beseitigt, intestinale Anastomosen wurden nie ausgeführt. Trotz intensiver operativer Abdominaltoilette, die mit ausreichenden Mengen einer Salzlösung durchgeführt wurde, konnte in keinem Fall während des Ersteingriffs ein ausreichendes abdominales Débridement erzielt werden. Postoperativ wurden die Patienten intensiv überwacht.

Bei 11 Patienten war primär ein konventionelles chirurgisches Vorgehen geplant. 3 Patienten wiesen eine purulente, 8 eine kotige Peritonitis auf (Gruppe 2).

Bei 31 Patienten, von denen 11 eine purulente, 20 eine kotige Peritonitis aufwiesen, war eine abdominale Reexploration mit Abdominaltoilette und Débridement nach 2−3 Tagen geplant. Danach sollte, unabhängig vom klinischen Befund, alle 2−3 Tage eine Relaparotomie durchgeführt werden, bis

---

* Abteilung für gastroenterologische Chirurgie und Anaesthesiologie des Akademisch Ziekenhauses St. Rafael der Universität Leuven, B-3000 Leuven

Die chirurgische Behandlung der Peritonitis
(Hrsg. v. E. Kern)
© Springer-Verlag Berlin Heidelberg 1983

Tabelle. Relation zwischen Mortalität und chirurgischer Behandlung

	Konventionelles chirurgisches Vorgehen ± „On-demand"-Relaparotomie		Geplante Relaparotomie		
	Patienten	†		Patienten	†
Einmalige Laparotomie	2	1	Negativer Second look	9	1
+ „On-demand"-Relaparotomie	9	7 (78%)	Positiver Second look	22	8 (36%)
	11	8 (73%)	← $p = 0{,}01$ →	31	9 (29%)

die peritoneale Kontamination makroskopisch nicht mehr nachweisbar sein würde (Gruppe 1).

Das Lebensalter, die Verteilung männlich − weiblich, vorbestehenden Erkrankungen und die Sepsis zum Zeitpunkt der Klinikaufnahme waren in beiden Gruppen vergleichbar.

Ergebnisse

Bei 9 Patienten aus der Gruppe 2 waren eine oder mehrere Relaparotomien zwingend indiziert (Tabelle). Die Indikation für diese vital indizierten Relaparotomien ergab sich aus der fortbestehenden Sepsis. Während des Second-look-Eingriffs wurde stets ein infektiöser abdominaler Herd gefunden. Der mittlere Abstand zwischen der 1. Operation wegen Peritonitis und dem Second-look-Eingriff betrug 6,2 Tage. Die Mortalität lag in der Gruppe 2 bei 73% (s. Tabelle).

Im Gegensatz dazu sank die Mortalitätsrate in der Gruppe 1 auf 29%. Gegenüber der konventionell behandelten Gruppe ergibt sich eine signifikant niedrigere Mortalität ($p = 0{,}01$). Dennoch soll nicht verschwiegen werden, daß sich während des geplanten Zweiteingriffs bei 9 von 31 Patienten in der geplanten Relaparotomieserie unerwarteterweise keine Peritonitis mehr nachweisen ließ. Die mittlere Zeitspanne zwischen Erst- und Zweitoperation betrug dabei 2,2 Tage. Wenn man die oben genannten 9 Patienten aus der Statistik herausnimmt, ergibt sich eine objektivere Mortalitätsrate von 36%.

Diskussion

Die ungünstige Prognose der über lange Zeit bestehenden fäkalen Kontamination des Peritonealraums wird allgemein anerkannt. Dies veranlaßte uns dazu, eine Gruppe von Patienten zu selektionieren, die unter einer vom Dünn- oder Dickdarm ausgehenden Peritonitis litten und die gleichzeitig eine klinisch relevante Sepsis aufwiesen. Die Analyse der Ergebnisse in dieser ausgewählten Gruppe von Patienten, die einer standardisierten Intensiv- und chirurgischen Therapie unterworfen wurden, bestätigt die Ergebnisse unserer früheren Berichte über die Erfolge, die wir mit der geplanten Relaparotomie erzielen konnten [3].

Obwohl der geplante Second-look-Eingriff in etwa 33% der Fälle nicht notwendig gewesen wäre, glauben wir doch, daß selbst eine nicht unbedingt indizierte frühe Reintervention für den Patienten günstiger ist, als abzuwarten, bis die erneut aufflackernde postoperative Sepsis zum Versagen multipler Organe führt. Die dann aus vitaler Indikation durchgeführte Relaparotomie vermag den Patienten meist nicht mehr zu retten.

Die wiederholte postoperative Lavage wurde entwickelt, damit nach konventioneller operativer Therapie ein sicheres abdominales Débridement ausgeführt werden kann. In Übereinstimmung mit unseren Ergebnissen wird in der neueren Literatur über eine signifikante Senkung der Mortalität bei generalisierter Peritonitis berichtet [5, 6, 8]. Dennoch verloren wir trotz kontinuierlicher postoperativer Lavage 9 Patienten mit schwerer, langdauernder Peritonitis. Die Sepsis konnte nicht beherrscht werden, und immer wieder fanden sich infektiöse Herde, die vorwiegend zwischen verklebten Darmschlingen lagen.

Wir glauben, daß die geplante Relaparotomietaktik als ein weiterer Versuch gewertet werden sollte, die schweren Formen der Peritonitis zu beherrschen. Ähnlich gute Ergebnisse einer analogen, wenngleich auch aggressiveren Methode waren kürzlich im französischen Schrifttum zu finden [1, 2, 4, 7].

Der eigentliche Vorteil der geplanten Relaparotomie liegt wohl in der besseren Kontrolle peritonealer septischer Herde. Folgerichtig kann in vielen Fällen die Ausbreitung der Sepsis verhindert werden, die zur Mitbeteiligung lebenswichtiger Organsysteme führen würde, zumindest aber wird die Intensivtherapie unterstützt, wenn bereits multiple Organsysteme ausgefallen sind.

Literatur

1. Champault G, Magnier M, Psalmon F, Patel JC (1979) L'éviscération „contrôlée" dans le traitement des péritonites graves. Chirurgie 105: 866
2. Fagniez PL, Villet R, Legall JR, Salvat A, Germain A (1980) La non fermeture pariétale dans la chirurgie itérative des péritonites. Chirurgie 106: 293

3. Kerremans R, Penninckx F, Lauwers P, Ferdinande P (1982) Mortality of diffuse peritonitis patients reduced by planned relaparotomies. Intensivmed Notfallmed Anästhesiol 37: 104
4. Levy E, Parc R, Cuguenc PH, Loygue J (1980) Réflexions élémentaires sur le traitement des péritonites graves. Nouv Press Méd 9: 2258
5. McKenna JP, Currie DJ, MacDonald JA, Mahoney LJ, Finlayson DC, Lamskail JC (1970) The use of continuous postoperative peritoneal lavage in the management of diffuse peritonitis. Surg Gynecol Obstet 130: 254
6. O'Brien PE (1981) Continuous lavage of the contaminated peritoneum. In: Watts J (eds) Infection in surgery, Livingstone, Edinburgh, pp 151–156
7. Steinberg D (1979) On leaving the peritoneal cavity open in acute generalized suppurative peritonitis. Am J Surg 137: 216
8. Stephen M, Loewenthal J (1978) Generalized infective peritonitis. Surg Gynecol Obstet 147: 231

Chirurgische Intensivbehandlung bei Peritonitis

H.-J. Peiper*

Die therapeutischen Anforderungen der Peritonitis mit ihrer unvermindert schlechten Prognose stehen exemplarisch für die Bedeutung einer leistungsfähigen chirurgischen Intensivbehandlung. Sie betrifft einen Problemkreis, der schwerpunktmäßig auf eine intensive chirurgische Behandlung ausgerichtet bleiben muß.

Die Therapie einer generalisierten Peritonitis sollte primär die Ursache berücksichtigen, bei der es sich überwiegend um ein sekundäres Geschehen handelt, sei es infolge einer entzündlichen Abdominalerkrankung oder im Rahmen eines postoperativen Geschehens. Dabei kann eine Peritonitis in einen paralytischen Ileus übergehen, oder aber umgekehrt im Verlauf eines Ileusgeschehens auftreten (Abb. 1).

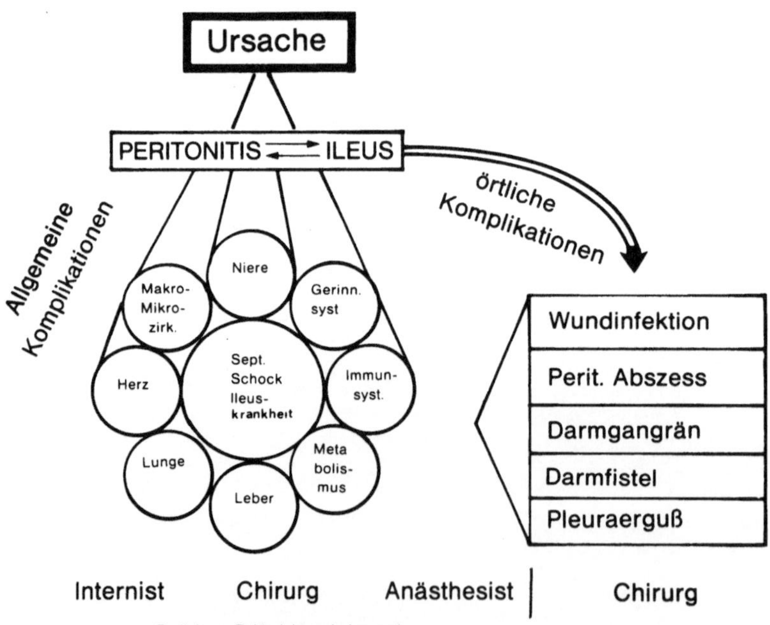

Abb. 1. Ursachen, Komplikationen und Behandlungsmöglichkeiten bei Peritonitis (modif. n. Kümmerle)

---

* Chirurgische Universitätsklinik, Rober-Koch-Str. 40, D-3400 Göttingen

Die chirurgische Behandlung der Peritonitis
(Hrsg. v. E. Kern)
© Springer-Verlag Berlin Heidelberg 1983

Komplikationen, Therapie und Letalität

Örtliche Komplikationen stellen von vornherein eine Domäne chirurgischer Therapie dar, so die Wundinfektion, der peritonitische Abszeß, die Darmgangrän oder Darmfistel und der Pleuraerguß. Allgemeine Komplikationen treten häufig als Komplikationsketten mit komplexen Störungen der Vitalfunktionen auf und führen zu septischem Schock und Ileuskrankheit, Störungen von Metabolismus, Leberfunktion, Lunge, Herz, Makro- und Mikrozirkulation, Nierenfunktion, Gerinnungs- und Immunsystem. Derartige allgemeine Störungen können natürlich auch von örtlichen Komplikationen der Peritonitis ausgelöst werden. Sie sind ein Feld ausgesprochen interdisziplinärer Therapie (erwähnt seien Anästhesisten und Internisten, aber auch Radiologen, Bakteriologen und Labormediziner), wobei der Chirurg m. E. im Mittelpunkt des Geschehens verbleiben muß.

Die Intensivbehandlung der Peritonitis gliedert sich in eine chirurgische Primärtherapie, chirurgische Sekundärmaßnahmen (einschließlich Relaparotomie) und allgemeine intensivmedizinische Verfahren (s. folgende Übersicht).

Generalisierte Peritonitis
1) Peritonitisursache
2) Örtliche Komplikationen
3) Allgemeine Komplikationen (Komplikationsketten mit komplexen Störungen von Vitalfunktionen)

Intensivbehandlung mit interdisziplinärem Charakter
1) Chirurgische Primärtherapie
2) Chirurgische Sekundärmaßnahmen (inkl. Relaparotomie)
3) Allgemeine intensivmedizinische Maßnahmen

Obwohl bei der Intensivbehandlung chirurgischer Erkrankungen diese während des Krankheitsverlaufs häufig an Bedeutung verlieren und gestörte Vitalfunktionen in den Vordergrund treten, sollte der Chirurg bei der generalisierten Peritonitis eine zentrale Stellung hinsichtlich Koordinierung, Indikationsstellung und ggf. Wahl des Zeitpunkts einer chirurgischen Maßnahme einnehmen. Daß dies nur in unmittelbarer Abstimmung mit Nachbardisziplinen geschehen sollte, ist selbstverständlich. Daher erscheint es mir unnötig, auf Fragen der innerbetrieblichen Organisation einer effektiven Intensivtherapie einzugehen, zumal sich diese an den äußeren Gegebenheiten ausrichten muß. Ob integriert oder fachbezogen − im Falle eines Peritonitispatienten kann der Chirurg nicht aus seiner dominierenden Verantwortung entlassen werden. Sie bürdet ihm aber neben der Notwendigkeit chirurgischen Handelns eine optimale Koordination des vielschichtigen interdisziplinären Zusammenwirkens auf.

Die Therapieziele bei der septischen Peritonitis weisen die Chirurgie in den Vordergrund. Dabei kommt es auf eine radikale Sanierung der Infektionsquelle bzw. Beseitigung von Sekreten und infektiösem Material an, und dies ganz besonders im Sinne der Frühlaparotomie bzw. Frührelaparotomie.

Therapieziel bei septischer Peritonitis:

Chirurgie (Radikale Sanierung der Infektionsquelle, Beseitigung von Sekret und Infektionsmaterial) durch:
– Frühlaparotomie
– Frührelaparotomie

Allgemeine Intensivmaßnahmen:
– Metabolische Substitution
– Respiratorische Maßnahmen
– Kardiovaskuläre Therapie
– Lokale Antisepsis
– Antibiotikatherapie
– Immuntherapie

– Maßnahmen gegen die immunologische (Früh)-Phase des septischen Schocks
– Maßnahmen gegen die hypovolämische (Spät)-Phase des septischen Schocks

Die wichtigsten operativen Maßnahmen werden hier aufgeführt:
1) Exsudatentleerung, Drainage
2) Sanierung der Infektionsquelle
   – Übernähung
   – Resektion und Anastomose
   – Ausleitung
3) Stillegung oder Ausschaltung der Infektionsquelle
   – innere Entlastung durch Absaugung
   – Zäkalröhrenfistel
   – doppelläufige Kolostomie
4) Zusätzliche Maßnahmen
   – innere Darmschienung durch Miller-Abbott-Sonde
   – zusätzliche Drainagen
   – intraperitoneale Dauerspülbehandlung

Eine der schwierigsten chirurgischen Entscheidungen stellt die Frühindikationsstellung zur Relaparotomie wegen Peritonitis dar. Hier kommen die Auswirkungen moderner Intensivtherapie oft negativ zur Geltung. Kriterien zur Früherkennung werden durch die Intensivtherapie häufig überdeckt: Dyspnoe, Tachykardie, Zyanose und Unruhe als pulmonale Begleitreaktionen; Tachykardie, Arrhythmie, Hypertonie als kardiozirkulatorische Begleitreaktionen, Fieber und Schüttelfrost, spezifische Schmerzen, wie Druckschmerz und Abwehrspannung sowie Nierenfunktionsstörungen werden durch die Intensivtherapie häufig erschwert. Die erwähnten Symptome werden abgemildert oder verwischt durch maschinelle Beatmung, Volumen- und Elektrolytsubstitutions-

therapie, Sedierung, Relaxation und physikalische Kühlung, Analgetikathera
pie etc. und eine adäquate Infusionstherapie.

Bei der Indikationsstellung zur Relaparotomie ist zu achten auf den Nachweis eines lokalen septischen Herdes, die Ausbreitung der Peritonitis (keine Besserung des Allgemeinzustands, anhaltende Darmparalyse) oder rezidivierende bzw. fortdauernde septische Erscheinungen. Darüber hinaus ergibt eine Aufstellung von Schuster und Neher [11] einige Hinweise für die Indikationsstellung zur Relaparotomie unter Intensivbehandlungsbedingungen. Bei suspektem Abdomen sollte der Nachweis von mindestens 3 der folgenden Kriterien Anlaß zur Nachoperation geben: anhaltendes oder schwer beeinflußbares Fieber über 39°, positive Blutkultur, nicht erklärbare Bewußtseinsstörung, Thrombozytenabfall, Dyspnoe ohne erkennbare kardiale Ursache und Tachypnoe, $p_aO_2 < 60$ mm Hg bei 40% O_2, statische Thoraxcompliance < 40 cm H_2O/ml, Serumkreatinin $> 2,5$ mg%, steigender Katecholaminbedarf trotz adäquater ZVD-gesteuerter Volumensubstitution, Blutlaktat $> 3,0$ mmol/l ansteigend oder anhaltend erhöht.

Häufig sind es Abszedierungen als Residuen der diffusen Peritonitis, die ein septisches Krankheitsbild unterhalten können. Zur Erkennung dieser Komplikation hat sich die Sonographie in der Chirurgie als überzeugender Fortschritt erwiesen. Wir führen sie auf der Intensivpflegestation mit einem fahrbaren Ultraschallgerät durch. Mein Mitarbeiter Tiling hat den Wert dieser für den Chirurgen neuen Methode überzeugend unter Beweis stellen können. Bei 139 Untersuchungen mit der Frage eines Abszesses nach Laparotomie wurde ein solcher 61mal richtig diagnostiziert (mit 2 Fehlbeurteilungen), 61mal wurde kein Abszeß angenommen (4 falsche Diagnosen). In 10 Fällen gab es keine Vergleichsuntersuchung zur Bestätigung der Diagnose. Dies bedeutet in 87,1% eine richtige Diagnose bei nur 4,3% falschen Aussagen. Beschränken wir uns auf die bestätigten Befunde, so betrug die Trefferquote 95,3% bei nur 4,7% Fehlern. Abb. 2 zeigt ein Beispiel mit Eiteransammlung in der Bauchhöhle bei Nahtinsuffizienz einer Kolonanastomose, Abb. 3 einen Abszeß nach Splenektomie, dargestellt durch einen Interkostalraum hindurch.

Schließlich wird die unvermindert hohe Letalität gerade der postoperativen Peritonitis nur durch adäquate chirurgische Maßnahmen zu verbessern sein, eine Letalität, die bei unserem Krankengut früherer Jahre (Tabelle 1) 57,3% betrug, was einem Literaturdurchschnitt aus dem Jahre 1978 von Schwaiger mit ca. 50% entspricht. Auch durch die Fortentwicklung der Intensivtherapie ließen sich keine besseren Zahlen erreichen, wie unser Krankengut der letzten $3^1/_2$ Jahre zeigt (ausgewertet wurden nur Fälle mit schwerer, fibrinös-eitriger Peritonitis, die mehr als $^1/_3$ der Bauchhöhle betraf): 53 Fälle, von denen 53% verstarben. Einziger beeinflussender Faktor war das Alter: > 60jährige verstarben zu 63%, Jüngere zu 47%. Bei der kotigen Peritonitis registrierten wir eine Letalität von 47%, nach Ausschluß der perforierten Appendizitis von 60%. Auch bei schwerer Peritonitis nach perforiertem Gastroduodenalulkus verstarb die Hälfte der Kranken.

Zu den chirurgischen Maßnahmen zählt auch die lokale Antisepsis. Sie beinhaltet Möglichkeiten zur Vernichtung pathogener Keime auf mechanischem, physikalischem oder chemischem Wege.

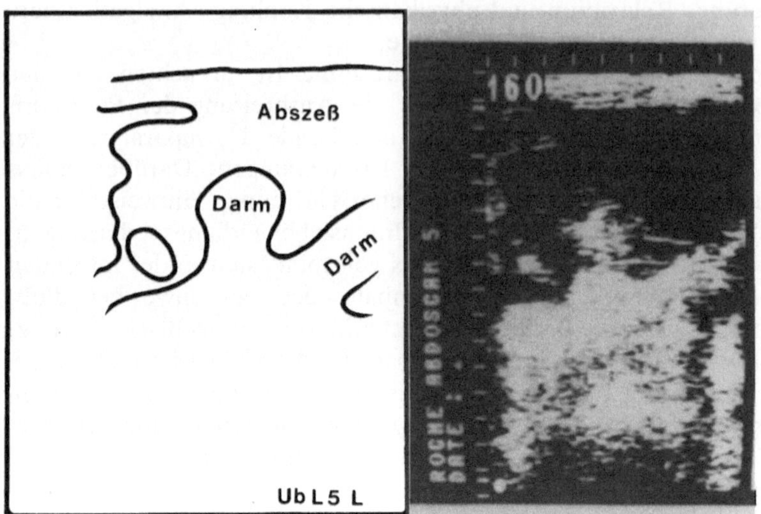

Abb. 2. Sonographisches Bild von Schlingenabszessen

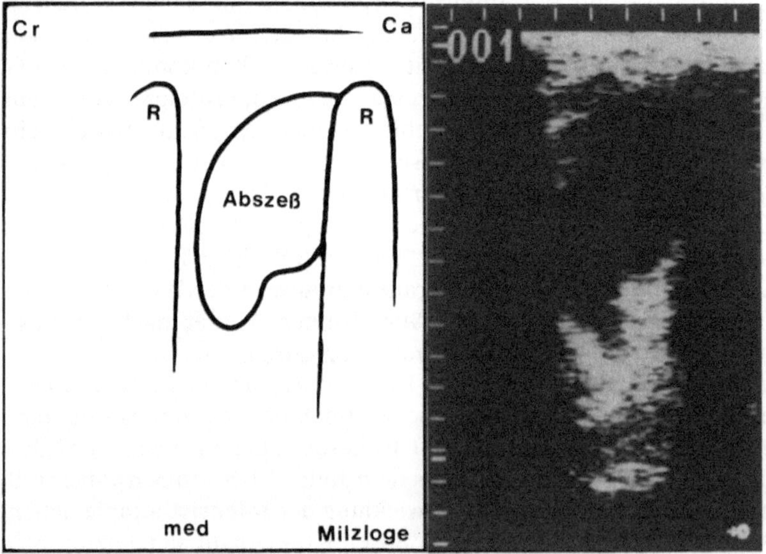

Abb. 3. Sonographisches Bild eines Abszesses in der Milzloge

Tabelle 1. Häufigkeit und Letalität der postoperativen Peritonitis (Chirurgische Universitätsklinik Göttingen, 1960–1974). Literaturdurchschnitt (Schwaiger 1978): **Letalität** in 50% der Fälle

Gesamtzahl an Laparotomien	Relaparotomien	Letalität (%)	Postoperative Peritonitis	Letalität (%)
12 810	412 (3,2%)	46,2	68	57,3

Lokale Antisepsis durch:
- Mechanische Reinigung (Austupfen) - konventionell -
- Radikales Débridement
- Mechanische Reinigung durch Spülung (NaCl- oder Ringer-Lösung)
  Intraoperativ
  Postoperativ
  > mit geringen Mengen (bis 500 ml/Tag)
  > mit Massivspülung (bis 40 l/Tag)

Mit antibakteriellen Zusätzen:
Antibiotika (Penizilline, Zephalosporine, Tetrazykline, Polymyxine, Aminoglykoside, Lincomyzine u. a.)
Antiseptika (PVP - Jod, Taurolin)

Verschiedene Techniken:
Etappenlavage
Offene dorsoventrale Lavage
Geschlossene kontinuierliche Lavage
Programmierte Lavage

Konventionell versucht man dieses Ziel durch mechanische Reinigung (Austupfen) zu erreichen. Neuerdings wurde das sog. radikale Débridement (Hudspeth 1975) empfohlen. Zunehmende Verbreitung fand die mechanische Reinigung durch Spülungen mit NaCl- oder Ringer-Lösung, sei es intraoperativ oder postoperativ, entweder mit geringen Mengen (bis zu 500 ml/Tag) oder mit Massivspülungen (bis 40 l/Tag). Dies kann mit antibakteriellen Zusätzen erfolgen, sei es durch Antibiotika oder Antiseptika. Verschiedene Techniken sind im Gebrauch oder werden erprobt, worüber auch in anderen Aufsätzen dieses Bandes berichtet wird: Etappenlavage, offene dorsoventrale Lavage, geschlossene kontinuierliche Lavage, programmierte Lavage.

Allgemeine Intensivmaßnahmen

Eine Intensivbehandlung bei Peritonitis erfolgt u. U. bereits in einer Notfallsituation, der sich aufgrund einer differenzierten Diagnostik eine gezielte Korrektur anschließt, die schließlich - und zumeist postoperativ - in eine Intensivdiagnostik, -überwachung und -therapie einmündet.

Zunächst zu der wichtigen metabolischen Substitution. Sie erfolgt durch Infusionstherapie und betrifft Wasser und Elektrolyte. Wichtig sind dabei das Ausmaß der Dehydratation, der Natriumbestand, Veränderungen des Säure- und Basenhaushalts und ein eventuelles Kaliumdefizit. Als Bezugsgrößen gelten Kreislaufmeßgrößen und die vorliegende Flüssigkeitsbilanz. Ohne in diesem Rahmen auf Einzelheiten eingehen zu können, sei erwähnt, daß man heute nicht mehr eine absolut ausgeglichene Bilanz, sondern eher bewußt eine Negativbilanz verfolgt.

In diesem Zusammenhang sei auf die stets drohende Gefahr eines akuten Nierenversagens hingewiesen. In der Pathogenese spielen Schock, Operation, Sepsis und Toxine eine überragende Rolle.

Bei der Peritonitis freiwerdende Toxine sind es, die die Niere − unabhängig von einem manifesten Kreislaufschock − entweder durch direkte toxische Einwirkung über renale Vasokonstriktion oder auf dem Wege der disseminierten intravasalen Gerinnung schädigen.

Die Prognose dieser ernsten Komplikation hängt von dem Ausgangsgeschehen der Peritonitis bzw. den Möglichkeiten einer chirurgischen Sanierung ab, wird insbesondere aber von der Anzahl begleitender Störungen anderer Vitalfunktionen beeinflußt. Die Letalität ist enorm hoch; sie steigt bei abdominellen Ursachen auf 80% an, im Falle zusätzlicher Vitalfunktionsstörungen, so der Kombination mit akuter respiratorischer Insuffizienz oder mit Sepsis und Schock, auf > 70 bis fast 100%.

Die Therapie jener ernsten Konstellation eines akuten Nierenversagens bei Peritonitis mit „multiplem Organversagen" weist wiederum die chirurgische Sanierung im Hinblick auf eine mögliche Heilung als zentrales Anliegen aus. Die Substitution von Flüssigkeit und Volumen wird gemessen nach dem klinischen Bild, dem zentralen Venendruck, der Diurese sowie der Serumeiweißkonzentration; ggf. muß zur Stabilisierung des Blutdrucks und zur Aufrechterhaltung der Diurese Dopamin in niedriger Dosierung infundiert werden. Wenn die Diurese unbefriedigend bleibt oder rückläufig wird, ist die Applikation von Furosemid angezeigt. Eine hochkalorische, parenterale Ernährung unter Verwendung essentieller Aminosäuregemische als Stickstoffquelle erwies sich für den Verlauf des Geschehens als günstig.

Im Mittelpunkt der Therapie steht seit einiger Zeit die Hämodialyse, die, frühzeitig angewandt, die Auswirkungen einer zunehmenden Hyperkaliämie und Überwässerung abfangen kann. Eine intermittierende (maschinelle) Hämodialyse bzw. Hämofiltration war bisher das gebräuchlichste Verfahren.

Das von Kramer [6] entwickelte Prinzip einer kontinuierlichen arteriovenösen Hämofiltration (CAVH) weist den Vorteil auf, ohne größeren apparativen und personellen Aufwand und deshalb mit großzügiger Indikationsstellung auch schon prophylaktisch anwendbar zu sein und hat bei uns einen festen Platz gerade in der chirurgischen Intensivpflege gefunden.

Mit der CAVH besitzen wir eine Möglichkeit zur Frühbehandlung des Nierenversagens. Wir halten die Indikation für gegeben bei einem Plasmakreatininwert von > 4 mg/dl und einem Harnstoff von > 120 mg/dl.

Auf die Notwendigkeit einer Überwachung bzw. Korrektur des Säure-Basenhaushalts soll nicht eingegangen werden.

Dem Energiehaushalt und Eiweißstoffwechsel muß durch eine bedarfsadaptierte parenterale Ernährung Rechnung getragen werden. Diesbezügliche Veränderungen sind infolge der im Rahmen des Postaggressionssyndroms auftretenden Katabolie meist sehr ausgeprägt. Kurze Hinweise sollen genügen: Der Intensivtherapiepatient benötigt das Doppelte an Energie eines Gesunden, d. h. ca. 3000 kcal/Tag. Als Ziel einer am Einzelfall ausgerichteten differenzierten Therapie ist eine ausgeglichene Stickstoffbilanz anzustreben. Als

Substrat führen wir zentralvenös Glukose, Fruktose und Xylit (bis zu 70%ige Lösungen) und nach Abklingen des Postaggressionsstoffwechsels (Hyperglykämie!) zusätzlich Fettemulsionen (bis zu 20%ig) zu. Hochprozentige Lösungen sind evtl. durch einen Swan-Ganz-Katheter zu infundieren, der in Risikosituationen angezeigt ist, insbesondere wenn septische Komplikationen zu Störungen der Lungenfunktion führen oder eine manifeste Herzinsuffizienz in Erscheinung tritt.

Eiweiß wird in Form von 10%iger Aminosäurelösung (100 g/Tag) zugeführt, Albuminlösungen und Serumkonserven als Volumenersatz und zum Ausgleich des osmotischen Drucks.

Nun zu den kardiozirkulatorischen Maßnahmen. Kreislaufdysregulationen treten bei Peritonitis infolge nicht erfaßbarer Flüssigkeitsverluste in den dritten Raum auf bzw. werden ausgelöst durch eine verminderte Herzleistung oder durch Mikrozirkulationsstörungen. Als Meßgrößen, die die Therapie bestimmen, sind routinemäßig Herzfrequenz und Rhythmus (EKG-Monitoring), arterieller Blutdruck und zentraler Venendruck zu fordern.

Große Bedeutung in der Intensivpflege hat darüber hinaus der Pulmonalis-Einschwemmkatheter (nach Swan und Ganz) erlangt. Mit seiner Hilfe sind folgende Paramter zu registrieren: Pulmonalarteriendruck, Pulmonalkapillardruck, Herzminutenvolumen, Widerstand und Gasdrücke (zentralnervös bzw. pulmonalarteriell).

Eine Auswertung der Befunde, wie sie heute u. U. über kleine, speziell programmierte Computer erfolgt, erlaubt die Überwachung des intravasalen Volumens sowie des Effekts kardio- und vasotroper Pharmaka. Allerdings sollte der Swan-Ganz-Katheter wegen möglicher Komplikationen nicht länger als bis zu 10 Tagen liegenbleiben.

Von zentraler Bedeutung in der Intensivtherapie der Peritonitis ist eine frühzeitige und adäquate respiratorische Substitution. Sie betrifft den Gasaustausch mit Oxygenation und Ventilation sowie die Atemmechanik. Die Tabelle von Pontoppidan (Tabelle 2) listet die möglichen Entscheidungshilfen bei der Behandlung der akuten respiratorischen Insuffizienz auf. Sie sollen den Eindruck vermitteln, daß es ausreichende und meist mit einfachen Mitteln zu erlangende Kriterien für die Anwendung erforderlicher Atemhilfen gibt. Der Schwerkranke und besonders der frischoperierte Peritonitiskranke wird fast ausnahmslos beatmet werden müssen. Im Notfall sollte die Indikation hierzu auch allein aus klinischer Sicht gestellt werden. Dabei kann eine frühzeitige künstliche Beatmung eine u. U. nach Entwicklung zusätzlicher Komplikationen notwendige Langzeitbeatmung vermeiden.

Mit den heutigen Beatmungsgeräten sind differenzierte Beatmungsmuster möglich, die dem jeweiligen Bedürfnis des Patienten anzupassen sind. Die kontrollierte intermittierende Beatmung − meist mit positivem endexspiratorischem Druck (PEEP) − stellt den Grundtyp einer artefiziellen Beatmung dar, wird aber von uns nicht mehr generell beim tiefsedierten bzw. zusätzlich relaxierten Patienten angewendet. Es hat sich als vorteilhaft erwiesen, den Patienten zwar medikamentös beeinflußt, aber doch kooperativ zu beatmen, wobei man von der kontrollierten auf eine assistierte Beatmung übergeht, wenn die notwendige Atemarbeit aufgebracht werden kann. Als nächste Stufe sei die

Tabelle 2. Entscheidungshilfen bei der Behandlung der akuten respiratorischen Insuffizienz. (Nach Pontoppidan et al. 1973)

	Normal-werte	Noch tolerabel	Prophylaktische Maßnahmen und Überwachung notwendig	Intubation und Beatmung
Atemmechanik				
Atemfrequenz	12 − 20	25	25 − 35	> 35
Vitalkapazität (ml/kg KG)	65 − 75	30	30 − 15	< 15
$FEV_{1,0}$ (ml/kg KG)	50 − 60			< 10
Inspirat. Kraft (cm H_2O)	75 −100	50	50 − 25	< 25
(kPa)	7,35− 9,8	4,9	4,9 − 2,45	< 2,45
Oxygenation				
p_aO_2 bei F_IO_2 0,21 (mm Hg)	75 −100	75	200 − 70	< 70
(kpa)	9,98− 13,3	9,98	26,6 − 9,31	9,31
			(mit O_2-Maske)	(mit O_2-Maske)
$D_{Aa}O_2$ bei F_IO_2 1,0 (mm Hg)	25 − 65	200	200 −350	>450
(kPa)	3,33− 8,65	26,6	26,6 − 46,6	> 59,9
Ventilation				
p_aCO_2 (mm Hg)	35 − 45	45	45 − 60	> 55
(kPa)	4,66− 5,99	5,99	5,99− 7,98	7,32
V_D/V_T	0,25− 0,40	0,40	0,40− 0,60	> 0,60

nur noch bedarfsweise ergänzte Spontanatmung, sog. IMV-Beatmung („intermittent mandatory ventilation") genannt bzw. die Atmung mit CPAP („continuous positive airway pressure"), einer Atemhilfe mit auf ein höheres Niveau angehobenem Atemdruck zur Bekämpfung möglicher Atelektasen. Deshalb sollte nur beim Vorliegen einer eindeutigen Kontraindikation, z. B. eines Lungenemphysems oder einer Hypovolämie, auf den PEEP oder CPAP verzichtet werden. Kardiovaskuläre oder renale Nebenwirkungen lassen sich korrigieren. Die oft gravierenden pathologischen Veränderungen des Lungenparenchyms bei Peritonitis sind Folge eines oft erheblichen Lungenvolumenverlusts durch Zwerchfellhochstand, Atelektase und vermehrte Flüssigkeitsansammlungen sowie pathologische Veränderungen des Lungenparenchyms infolge septischer und toxischer Faktoren.

Fragen der Antibiotikatherapie im Zusammenhang mit der Peritonitis werden in den Beiträgen von Schwemmle (s. S. 117 ff.) und Hamelmann (s. S. 130 ff.) abgehandelt, so daß ich sie überspringen kann.

Immuntherapie (?). Das therapeutische Prinzip besteht in einer hochdosierten Zufuhr von Antikörpern (Immunglobuline) zur Verhinderung einer weiteren Bakterienvermehrung und zur Neutralisierung freigesetzter bakterieller Toxine. Bisher ließ sich ein Effekt der Immunglobulintherapie bei der diffusen, fibrinös-eitrigen Peritonitis aber klinisch nicht bestätigen.

Adjuvante Therapiemaßnahmen sind vielfältig und betreffen

1) allgemeine Anwendung wie Kortikosteroide, H_2-Blocker, Aldosteronantagonisten, Darmsonden und Digitalis sowie
2) Maßnahmen zur Bekämpfung des paralytischen Ileus in Form von Cholinergika, Caerulein (Takus), hochprozentige NaCl-Lösung, Pantothensäure, α-Rezeptorblockade, Periduralanästhesie und Rheomacrodex mit Sorbit.

Lassen Sie mich noch auf die Therapieziele bei septischen-toxischem Schock eingehen. Die hohe Letalität beim septischen-toxischen Schock muß dazu ermahnen, die drohende Gefahr frühzeitig zu bemerken.

Hinsichtlich einer adäquaten Therapie sollte man die Pathophysiologie berücksichtigen. Dabei wird man die Infektionsbekämpfung durch Antibiotika, eine Beseitigung infektionsbedingter Allgemeinerscheinungen und die Erhaltung der Vitalfunktionen im Auge haben. Flankierend sind Maßnahmen zur Behebung der Kreislaufdysregulation und der metabolischen Veränderung zu ergreifen. Die Wirksamkeit einer frühzeitigen Heparin- und Kortisontherapie scheint nachgewiesen zu sein. Erinnern wir uns der Unterteilung in eine immunologische (Früh)phase und eine hypovolämische (Spät)phase, so kommt es im frühen Stadium infolge einer Reaktion von Endotoxinen und aktiviertem Komplement zum Komplementverbrauch und zur Freisetzung von Schockmediatoren, die ihrerseits kreislaufwirksame vasoaktive Substanzen freisetzen. Hier scheint der pharmakologische Angriffspunkt des Kortisons zu liegen. Neben dem mehr hypothetischen Einsatz des Kortisons ist Heparin in der Spätphase angezeigt, um der hier nachzuweisenden Störung der Mikrozirkulation infolge Aggregation entgegenzuwirken, und zwar bevor die ausgelösten metabolischen Veränderungen zur Irreversibilität des Schockzustands geführt haben.

Grundlage jeder therapeutischen Überlegung ist aber die Erkenntnis, daß es ohne operativen Eingriff keine Überlebenschance gibt.

So schließt sich bei der Darstellung dieser ernstesten Komplikation der Peritonitis der Ring unserer Betrachtungen zum Stellenwert der Chirurgie im Rahmen der Intensivbehandlung. Nur wenn es gelingt, die Ursachen einer Peritonitis rechtzeitig und ausreichend auf operativem Wege zu beseitigen, lassen sich die kausalpathogenetischen Mechanismen der Peritonitis erfolgreich durchbrechen.

Die beste Intensivtherapie ist bei einer ursächlich nicht bereinigten Peritonitis nicht nur nutzlos − sie ist sogar gefährlich, wenn sie die Katastrophe verschleiert. Deshalb bleibt die Peritonitis eine anspruchsvolle Herausforderung an den Chirurgen.

Literatur

1. Burkhardt K, Peitsch FW (1976) Die Cortison- und Liquemintherapie beim septischen Schock. Chirurg 47:322
2. Eyrich K (1982) Anaesthesiologische Aspekte bei chirurgischen Intensivpatienten. Chirurg 53:675

3. Grill W (1976) Pathophysiologie des septischen Schocks. Chirurg 47: 305
4. Kempf P (Hrsg) (1980) Behandlung der Peritonitis, Zuckschwerdt, München
5. Klose R, Lutz H (1980) Postoperative Überwachung und Therapie. In: Zenker R, Schink W (Hrsg) Chirurgie der Gegenwart, Bd I. Urban & Schwarzenberg, München
6. Kramer P (Hrsg) (1982) Arterio-venöse Hämofiltration. Nieren- (Ersatz-)Therapie im Intensivpflegebereich. Vandenhoeck & Ruprecht, Göttingen Zürich
7. Kümmerle F (1980) Intensivmedizin aus chirurgischer Sicht − eine Herausforderung an die interdisziplinäre Zusammenarbeit. Langenbecks Arch Chir 352: 477
8. Lawin P (Hrsg) (1981) Praxis der Intensivbehandlung. Thieme, Stuttgart New York
9. Schilling K (1976) Allgemeintherapie des septischen Schocks. Chirurg 47: 308
10. Schönborn H, Neher M, Schuster HP, Mangold G (Hrsg) (1980) Intensivmedizin bei gastroenterologischen Erkrankungen. Thieme, Stuttgart New York
11. Schuster HP, Neher M (1982) Internistische Aspekte bei chirurgischen Intensivpatienten. Chirurg 53: 679
12. Siewert JR, Blum AL, Farthmann EH, Lankisch PG (Hrsg) (1982) Notfalltherapie. Springer, Berlin Heidelberg New York
13. Trede M, Linder M, Wesch G (1980) Die Indikation zur Relaparotomie bei postoperativer Peritonitis. Langenbecks Arch Chir 352: 295
14. Zühlke V (1976) Chirurgische Therapie der Peritonitis im Rahmen des septischen Schocks. Chirurg 47: 312

Systemische Antibiotikabehandlung bei Peritonitis

K. Schwemmle*

In der Häufigkeitsskala der Todesursachen bei chirurgischen Patienten liegt die Peritonitis an 5. Stelle. An den Folgen einer Bauchfellentzündung sterben in der Bundesrepublik in jedem Jahr etwa 17 000 bis 18 000 Menschen.

Die Peritonitisletalität beträgt nach einer Ulkusperforation 5–10%, bei einer perforierten Appendizitis 0–4%. Nach einer Dünndarmperforation steigt sie wesentlich auf 20–25% und nach einer Dickdarmperforation auf bis zu 40% an. Die Sterblichkeit ist außerdem abhängig vom Alter: Von den < 50jährigen sterben etwa 10%, von den > 70jährigen jedoch 50% [25].

Die modernen Breitspektrumantibiotika haben unsere Waffen gegen chirurgische Infektionen wesentlich geschärft, und die Erfolge sind an einer niedrigeren Letalität in den letzten Jahren abzulesen. So konnte Goodwin [10] mit Metronidazol die Überlebensquote bei Patienten mit schweren abdominellen Infektionen und septischem Schock von 14,8% im Jahre 1975 auf 38,5% im Jahre 1977 mehr als verdoppeln. Trotzdem darf man sich nicht dazu verführen lassen, bewährte chirurgische und allgemeinärztliche Regeln zu vernachlässigen. Für die Peritonitis heißt das:

1) Beachtung der Regeln von Asepsis und Antisepsis auf Station und im Operationssaal.
2) Sorgfältige operative Technik, also schonende atraumatische Präparation, absolut spannungsfreie Anastomosen, Vermeidung von Massenligaturen, sparsamer Gebrauch des elektrischen Messers u. a. m. Beachtet man diese Binsenweisheiten nicht, finden nicht nur die Infektionserreger ausgezeichnete Wachstumsbedingungen, sondern es wird auch die Wirksamkeit humoraler und zellulärer Abwehrmechanismen wesentlich verringert [8]. Außerdem ist der Effekt der Antibiotika infrage gestellt, da sie nur in gut durchblutetem Gewebe eine wirksame Konzentration erreichen. Sie penetrieren und diffundieren nur begrenzt.
3) Infizierte Wunden müssen eröffnet, Nekrosen entfernt und Serome, Hämatome, Exsudat und erst recht intraperitoneale Abszesse drainiert werden. Dadurch sinkt die Überflutung des Organismus mit Endotoxinen und das Redoxpotential im Gewebe steigt, so daß Anaerobier nicht oder wesentlich schlechter wachsen können.
4) Eine Peritonitis ist fast immer eine sekundäre Erkrankung, und das bedeutet, daß der Infektionsherd, in der Regel eine Perforation im Gastrointestinaltrakt oder eine Anastomoseninsuffizienz, beseitigt oder zumindest ausreichend drainiert werden muß.

---

* Zentrum für Chirurgie der Justus-Liebig-Universität, Klinikstr. 29, D-6300 Gießen

5) Gezielte, lokale Maßnahmen müssen die medikamentöse Peritonitisbehandlung unterstützen, etwa die offene Drainage der Bauchhöhle, die wiederholte Relaparotomie, wie sie an der Würzburger Klinik praktiziert wird oder die dorsoventrale Spülung der Bauchhöhle.
6) Peritonitiskranke sind immer Schwerkranke, bei denen das ganze Instrumentarium moderner Intensivtherapie eingesetzt werden muß. Eine diffuse Peritonitis entspricht in ihren Auswirkungen etwa einer 50%igen Verbrennung [25]! Dies präjudiziert die kontrollierte Infusionsbehandlung mit Ausgleich des Wasser- und Elektrolythaushalts, Beseitigung einer Anämie oder einer Hypalbuminämie sowie die Überwachung der Nieren- und kardiorespiratorischen Funktionen.
7) Wenn vor einem intraabdominellen Eingriff eine Abwehrschwäche des Patienten besteht [19], kann eine prophylaktische Antibiotikabehandlung angezeigt sein.

Allgemeine Indikation für Antibiotikaprophylaxe
– Hohes Alter
– Kachexie
– Stoffwechselstörungen (Diabetes)
– Niereninsuffizienz
– Steroidbehandlung
– Zytostatikabehandlung (Leukopenie)

Perioperative Antibiotikaprophylaxe

Für die Wirksamkeit einer perioperativen Prophylaxe in der Abdominalchirurgie (s. folgende Übersicht), v. a. bei Koloneingriffen oder bei Gallenwegsoperationen im akuten Entzündungsstadium, gibt es heute überzeugende Beweise [1, 3, 12, 14].

Antibiotikaprophylaxe in der Abdominalchirurgie
– Kolorektale Eingriffe
– Appendektomien(?)
– Gallenwegseingriffe während einer akuten Cholezystitis und/oder Cholangitis
– Alter(?)
– Bekannte Immundefekte

Die Prophylaxe sollte aber gezielt und ausschließlich bei Operationen angewendet werden, bei denen mit einer Kontamination mit infektiösem Material zu rechnen ist. Außerdem muß schon während des Eingriffs eine wirksame Serumkonzentration erreicht werden [8] und das Antibiotikum gegen Anaerobier wirksam sein. Eine Resistenzentwicklung wird am sichersten mit einer kurzzeitigen Behandlung vermieden.

Prinzipien der perioperativen Antibiotikaprophylaxe
- Begrenzung auf Eingriffe, bei denen die Wirksamkeit erwiesen ist
- Hoher Blutspiegel während der Operation (i.v.-Injektion vor dem Eingriff)
- Vermeidung einer Resistenzentwicklung (kurzfristige Medikation)
- Wirksamkeit gegen Anaerobier

Stone et al. [28] aus Atlanta haben festgestellt, daß die Infektionshäufigkeit mit 3% am geringsten war, wenn die erste Injektion 1 h vor dem Eingriff gegeben wurde. Bei Beginn der Antibiotikaprophylaxe 1 h postoperativ erreichte die Infektionsfrequenz mit 15% fast die der Plazebogruppe mit 16%. Eine Weiterbehandlung über den Operationstag hinaus blieb ohne Effekt.

Die orale präoperative Antibiotikaprophylaxe hat sich nicht bewährt. Man erreicht nicht eine „Sterilisierung" des Darms, sondern nur eine Verschiebung im Keimspektrum mit Entwicklung resistenter Stämme und eine höhere Frequenz von antibiotikaassoziierten Kolitiden.

Primäre Peritonitis

Nach ihrer Genese unterscheidet man eine primäre Peritonitis, auch kryptogenetische oder primär-idiopathische Peritonitis und eine sekundäre Pentonitis. Die primäre Peritonitis tritt im Verlauf einer Allgemeinerkrankung auf. Sie ist durch die Möglichkeiten einer Antibiose sehr selten geworden, und ihre Behandlung wirft in der Regel keine Probleme auf, das sie nicht durch eine Mischinfektion, sondern fast immer durch definierte Erreger, z. B. Pneumokokken, Streptokokken oder Tuberkelbakterien ausgelöst wird. Bei ambulanter Peritonealdialyse kommen Infektionen v. a. mit Staphylokokken, Streptokokken und Enterobacteriacae vor [26]. Eine mit 80−90% sehr hohe Letalität hat die spontane bakterielle Peritonitis bei Patienten mit Leberzirrhose und Aszites. Bei einem malignen Aszites gibt es dagegen kaum Infektionen [13].

Sekundäre Peritonitis

Bei der viel häufigeren sekundären Peritonitis ist die Situation ganz anders. Es sind grundsätzlich mehrere Erreger beteiligt [7, 25, 31]. Bei Eröffnung des Darmtrakts gelangen 100−500 verschiedene anaerobe und 10−50 aerobe intestinale Bakterienarten in die Peritonealhöhle. Die meisten Spezies werden zwar abgetötet und phagozytiert, Escherichia coli, Bakteroides fragilis und Streptococcus faecalis besitzen aber eine wesentlich höhere Widerstandsfähigkeit, und diese 3 Keime bilden daher das klassische Erregerspektrum der sekundären Peritonitis. Mit anderen Erregern, v. a. Pseudomonas, Streptokokken und Staphylokokken sowie den sog. „Problemkeimen": Pseudomonas,

Klebsiellen, Enterobakter, Proteus und Serratien muß man bei Patienten rechnen, die sich nosokomiale Infektionen zugezogen haben, wobei von der Intensivstation ohne Zweifel die größten Gefahren ausgehen.

Häufigste Erreger der Peritonitis
– Anaerobier (Bacteroidesgruppe)
– Escherichia coli
– Enterokokken

Weniger häufig
– Klebsiellen, Enterobacter
– Proteus
– Pseudomonas
– Staphylokokken, Streptokokken
– Serratia

Synergismus der Infektionserreger

Zwischen Aerobiern und Anaerobiern besteht offenbar ein Synergismus, dessen Mechanismus noch der Aufklärung harrt. Es wird eine Senkung des Redoxpotentials im Gewebe diskutiert, die gute Wachstumsbedingungen für Anaerobier schafft. Es gibt außerdem Ektotoxine, die die Leukozyten schädigen und die Phagozytose hemmen [22, 23]. Manche Bakterienarten bilden einen Wachstumsfaktor für eine andere Spezies [18]. Die von Anaerobiern produzierte β-Lactamase macht β-Lactam-Antibiotika auch gegen eigentlich empfindliche Stämme unwirksam.

Infektionsweg

Die Erreger gelangen über eine Perforation der intraperitonealen Hohlorgane in die Bauchhöhle, durchwandern eine intakte, aber geschädigte Darmwand, breiten sich von einer zunächst umschriebenen Entzündung aus oder werden während eines operativen Eingriffs verschleppt.

Ursachen einer sekundären Peritonitis
1) Perforationen des Gastrointestinaltrakts
    – Entzündung (Appendizitis, Divertikulitis, Kolitis)
    – Tumor
    – Trauma
    – Gastroduodenalulkus
    – Jatrogen (instrumentell, Zytostatikabehandlung)
    – Anastomoseninsuffizienz

2) Perforation der ableitenden Gallenwege
   - Steinperforation
   - Trauma
3) Durchwanderung
   - Mesenterialinfarkt, -embolie
   - Ileus
   - Perforationslose gallige Pertonitis
4) Ausbreitung einer zunächst umschriebenen Entzündung
   - Leberabszeß
   - Perityphlitischer Abszeß
   - Douglasabszeß
   - Subphrenischer, subhepatischer Abszeß
   - Tubarabszeß

Quantität und relative Häufigkeit der Keime sind unterschiedlich. Im Magen überwuchern bei Hypo- oder Anazidität v. a. Enterokokken, vergrünende Streptokokken und Staphylokokken, aber auch Escherichia coli und Anaerobier (Tabelle 1). In der Gallenflüssigkeit dominieren Kolikeime und Enterokokken, während Bacteroidesarten kaum eine Rolle spielen (Tabelle 2).

Keimart	%
Streptococcus faecalis	84
Streptococcus viridans	68
Staphylococcus aureus	32
Escherichia coli	25
Bacteroides fragilis	22

Tabelle 1. Anteil pathogener Keime in aspiriertem Magensaft (pH 5–8). (Nach [20])

Keimart	%
Escherichia coli	72
Streptococcus faecalis	27
Clostridium perfringens	9
Staphylococcus aureus	7
Bacteroides	0,5

Tabelle 2. Anteil pathogener Keime in der Galle. (Nach [11])

Tabelle 3. Bacteroidesspezies im Dickdarm und in infiziertem Material. (Nach [30a])

Intestinale Bakterienarten	%	Eiter, Punktat, Blutkultur	%
B. vulgare	40	B. fragilis	81
B. thetaiotaomicron	29	B. thetaiotaomicron	17
B. fragilis	12	Sonstige	2
B. variosum	4		
Sonstige	15		

In der normalen Dickdarmflora beträgt das Verhältnis der Anaerobier zu den Aerobiern 1000 : 1, wobei Bacteroides fragilis mit 12% einen durchaus geringen Anteil hat. Er steigt aber auf über 80% an, wenn man Eiter, Punktat oder Blut untersucht (Tabelle 3). Das bedeutet, daß sich dieses gramnegative Stäbchen wegen seiner Resistenz gegen Phagozytose und seiner Widerstandsfähigkeit gegen unspezifische Serumbakterizide besonders rasch ausbreitet und daher bei jeder antibiotischen Therapie beachtet werden muß.

Schwierigkeiten einer gezielten Antibiotikaanwendung

Die wohl begründete Forderung, daß sich eine Antibiotikabehandlung nach dem individuellen Erregerspektrum und der aktuellen Resistenzsituation richten muß, läßt sich in der Praxis kaum verwirklichen:

1) Man ist in vielen Fällen gezwungen, die Antibiotikabehandlung zu beginnen, bevor man Material für die bakteriologische Untersuchung gewinnen kann.

2) Die mikrobiologische Untersuchung ist wertlos, wenn Anaerobier nicht berücksichtigt werden. Man müßte eigentlich schon vor Inzision des Peritoneums die Bauchhöhle punktieren oder zumindest unmittelbar nach Eröffnung den Abstrich entnehmen, da gerade virulente Erreger sehr empfindlich auf Sauerstoff reagieren und dann nicht mehr nachgewiesen werden können.

3) Auch wenn das Material für die Untersuchung sachgerecht in eines der von der Industrie angebotenen Transportgefäße gegeben wurde (s. folgende Übersicht), muß die Probe sofort in das mikrobiologische Labor gebracht und unmittelbar verarbeitet werden.

Transportsysteme für anaerobe Bakterien:
Port-a-cul
Portagerm
Culture Tube A und S
Stuart's Transportmedium
Amies
Cary und Blair Medium

Sonst teilen sich die Keime in dem nährstofffreien Transportmedium noch in gewissen Grenzen und man findet ein verfälschtes und nicht mehr für das ursprüngliche Material repräsentatives Ergebnis. Bei Eingriffen wegen einer Peritonitis handelt es sich aber oft um Notoperationen außerhalb der normalen Dienstzeit, so daß schneller Transport und rasche Verarbeitung kaum realisiert werden können.

4) Es hängt von der Qualität der Untersuchung ab, wie viele Bakterientypen und in welcher Anzahl sie gefunden werden. Ein spezialisiertes Forschungslabor wird in einer mischinfizierten Probe wesentlich mehr − v. a. anaerobe

Stämme − nachweisen als ein Routinelabor. Wahrscheinlich werden diffuse Peritonitiden zu 80%, intraabdominelle Abszesse sogar zu > 90% durch Anaerobier verursacht [2].

5) Das Resultat der Untersuchung kommt immer zu spät, so daß letztlich die Entscheidung für die Auswahl der richtigen Antibiotika als kalkulierte Therapie [15] empirisch getroffen werden muß.

Das klinische Bild kann in gewissen Grenzen Hinweise auf den Erreger geben. Die Frühletalität innerhalb der ersten 3 Tage nach Beginn einer diffusen Peritonitis geht überwiegend zu Lasten koliformer Bakterien, deren in der Bakterienwand lokalisierte Endotoxine (Makromoleküle aus Polysacchariden, Peptiden und Lipiden) den Organismus überschwemmen und entweder direkt oder über Mediatoren ihre schädigende Wirkung entfalten und den septischen Schock auslösen [4, 5]. Leider hat das gegen die Endotoxinwirkung gerichtete Taurolin bisher keine überzeugenden Ergebnisse erbracht [16].

Endotoxinwirkung bei gramnegativer Bakteriämie
Direkte Wirkung auf
− Zellen des RES
− Makrophagen
− Leukozyten, Thrombozyten
− Endothelzellen
− Komplement- und Kininsystem
− Gerinnungssystem
Indirekte Wirkung über Mediatoren
− Endogene Pyrogene
− Histamin, Serotonin
− Faktor XII, Thromboplastin
− Komplement
− Kinine

Die Formierung von Abszessen im Ablauf der Peritonitis wird durch Anaerobier ausgelöst. Bacteroidesstämme verfügen über ein ganzes Arsenal von Fermenten, mit denen sie Gewebe zerstören und sich selbst günstige Wachstumsbedingungen verschaffen können: Heparinase, Hyaluronidase, Gelatinase, Kollagenase, aber auch Plasmin und Phospholipase A [7]. Die Polysaccharidkapsel schützt den Erreger vor der Phagozytose durch Leukozyten.

Vom klinischen Erscheinungsbild her ist die Anaerobierinfektion durch eine stinkende gangränöse Entzündung mit Gasbildung charakterisiert (s. folgende Übersicht). Eine anaerobe Sepsis tritt selten und eigentlich nur bei inädaequater Therapie auf.

Symptome einer Anaerobierinfektion
− Stinkendes Sekret („Coli-Eiter")
− Gangränöse Entzündung
− Schwarz verfärbtes hämorrhagisches Exsudat

- Gasbildung
- Sepsis mit Ikterus
- Septische Metastasen (auf dem Weg septischer Thrombophlebitiden)

Auswahl der Medikamente

Die Antibiotika, die bei einer Peritonitis eingesetzt werden, müssen also in erster Linie gegen koliforme Keime, gegen Bacteroides fragilis und gegen Streptococcus faecalis wirksam sein, bei Intensivpatienten zusätzlich gegen Pseudomonas, Enterobakter und andere Problemkeime.

Gegen Anaerobier haben sich in jüngster Zeit die Nitroimidazole hervorragend bewährt.

Gegen Bacterium fragilis wirksame Antibiotika
- Metronidazol (Clont, Flagyl), Ornidazol (Tiberal)
- Clindamycin (Sobelin)
- Cefoxitin (Mefoxitin)
- Lamoxaktam (Moxalactam)
- Mezlozillin (Baypen), Piperacillin (Pipril)
- (Chloramphenicol, [Paraxin, Leukomycin])

Vor allem *Metronidazol* besitzt eine außerordentlich günstige Pharmakokinetik und penetriert in Gewebe und in Körperflüssigkeiten. Mit Ausnahme der Propionibakterien gibt es kaum Resistenzen und nur geringe Nebenwirkungen [24, 30]. Die Halbwertszeit von 8,7 h gewährleistet wirksame Gewebsspiegel. Metronidazol kann auch bei anurischen Patienten gegeben werden. Während einer Dialyse werden die Metaboliten rasch eliminiert [9].

Cefoxitin, ein modernes Cephalosporin, ist zwar ebenfalls gegen Anaerobier sehr gut wirksam, aber die Halbwertszeit beträgt nur 41 min, so daß es häufiger als andere Antibiotika dosiert werden muß, was in der klinischen Routine Probleme und damit unwirksame Serumspiegel verursachen könnte. Eine Steigerung der Dosis erhöht die wirksamen Spiegel nicht [21]. Nach experimentellen Untersuchungen ist Cefoxitin dem Metronidazol unterlegen [24].

Die hervorragende Anaerobieraktivität von Clindamycin [21] gerät dadurch ins Zwielicht, daß etwa $^1/_{10}$ der mit diesem Medikament behandelten Patienten eine pseudomembranöse Kolitis entwickeln [29].

Antibiotikaassoziierte, pseudomembranöse Kolitis
Verursacht durch Toxin von Clostridium difficile
Auslöser:
- Lincomycin
- Clindamycin (Sobelin)
Außerdem:
- Penizilline
- Cephalosporine

- Aminoglykoside
- Co-Trimoxazol
- Rifampicin
- Metronidazol

Sie betrifft am häufigsten ältere Patienten > 40 Jahre, deren Abwehr durch chronische Krankheiten herabgesetzt ist. 4–10 Tage nach Therapiebeginn, gelegentlich erst nach Absetzen der Antibiotika, tritt eine ausgeprägte Diarrhoe auf. Weitere Symptome sind geblähtes Abdomen und ein toxisches Syndrom mit Verwirrtheitszuständen, Blutdruckabfall, Tachykardie, Schwächegefühl, Übelkeit und Fieber, Peritonismus und toxischem Megakolon. Die Letalität ist mit bis zu 70% sehr hoch [29]. Das Antibiotikum muß sofort abgesetzt und der Erreger, Clostridium difficile, mit Vancomycin bekämpft werden.

Die ausgezeichnete Wirksamkeit des Chloramphenicols, auch bei Patienten mit Niereninsuffizienz, wird durch eine rasche Resistenzentwicklung wesentlich eingeschränkt.

Lamoxaktam hat ein sehr breites Spektrum gegen aerobe und anaerobe Keime und wird auch zur Monotherapie der Peritonitis empfohlen. Ähnliches gilt für die Acylureidopenicilline: Azlocillin (Securopen), Mezlocillin (Baypen), Piperacillin (Pipril).

Gegen E. coli sind die Aminoglykoside ausgezeichnet wirksam (vgl. folgende Übersicht). Sie erfassen auch die „Problemkeime" Proteus, Pseudomonas, Klebsiellen und Enterobakter. Man sollte aber unbedingt die nephro- und neurotoxische, v. a. die ototoxische Wirkung der Aminoglykoside berücksichtigen, die sich gerade bei schwerkranken und dehydrierten Patienten im Schock ungünstig auswirken kann [27]. Nach den Empfehlungen der Paul-Ehrlich-Gesellschaft sollten daher Aminoglykoside als Reserveantibiotika bei Resistenzen gegen andere, weniger toxische Antibiotika gegeben und möglichst nicht länger als 10 Tage eingesetzt werden [17]. Es empfiehlt sich außerdem eine fortlaufende Kontrolle der Serumspiegel, um Überdosierungen mit einiger Sicherheit vermeiden zu können.

Gegen Escherichia coli wirksame Antibiotika:
Azylureido-Penizilline (Mezlocillin, Azlocillin, Piperacillin)
Aminoglykoside (z. B. Gentamycin, Tobramycin)
Cephalosporine
Cotrimoxazol

Die Acylureidopenicilline entsprechen sich in etwa in ihrem Wirkungsbereich. Neben Koli und Enterokokken werden auch Proteus, Enterobakter und Pseudomonas erfaßt. Gegen Pseudomonas aeruginosa ist Azlocillin das wirksamste Präparat. Die β-Lactamase-stabilen Cephalosporine wie Cefotaxim (Claforan), Lamoxaktam (Moxalactam), Ceftriaxon (Rocefin) oder Cefoperaxon (Cefobis) schließen Kolikeime ohne Ausnahme in ihr Spektrum ein.

Die Enterokken sind die Domäne der Penicillinpräparate:
- Ampicillin,

– Azylureidopenicilline,
– Penicillin G,

Vor allem auch der Aminobenzylpenicilline:
Ampicillin (Binotal, Amblosin, Penbristol),
Amoxycillin (Amoxypen, Clamoxyl, Infectomycin),
Pivampicillin (Berocillin, Maxifen).

Gegen Aminoglykoside und Cephalosporine sind Enterokokken resistent.

Antibiotikakombinationen

Es ist für den Kliniker nicht ganz einfach, aus dem verwirrenden Angebot potenter Antibiotika die beste Kombination für die Behandlung der Peritonitis auszuwählen. Die Angaben in der Literatur kann man kaum miteinander vergleichen, da immer wieder unterschiedliche Antibiotikakombinationen getestet werden. Wahrscheinlich gibt es die „beste" Kombination, die man generell anwenden könnte, überhaupt nicht, sondern die Auswahl der Medikamente richtet sich nach dem jeweiligen Patienten und auch nach der aktuellen Keimresistenz des Krankenhauses. In problematischen Fällen sollte man sich als Kliniker nicht scheuen, Rat bei einem erfahrenen Mikrobiologen einzuholen. Kombinationen sind auf jeden Fall einer Monotherapie vorzuziehen, und es muß gewährleistet sein, daß sich die Einzelkomponenten ergänzen und das Keimspektrum in gewünschter Weise erweitern. Zumindest die wichtigsten für die Peritonitis verantwortlichen Erreger sollten bei möglichst geringer Toxizität empfindlich sein. Eine Übersicht gibt die folgende Aufstellung.

Anforderungen an eine Antibiotikakombination
– Synergismus der Einzelkomponenten (nicht nur Addition der Wirkung)
– Erweiterung des erfaßten Keimspektrums
– Wirksamkeit gegen wichtigste Erreger
– Möglichst geringe Toxizität

Simmons u. Ahrenholz [25] haben die Kombination: Clindamycin, Aminoglykosid und Ampicillin als „gold standard" bezeichnet, an dem sich alle anderen Therapieschemata orientieren müßten. Die gleiche Kombination wurde auch für Kinder empfohlen [6]. Wegen der Gefahr einer membranösen Enterokolitis sollte man aber m. E. Clindamycin heute durch Nitroimidazole, z. B. Metronidazol ersetzen und die Aminoglykoside wegen ihrer möglichen Toxizität – gerade bei Risikopatienten – durch ein halbsynthetisches Breitspektrumpenicillin, wozu sich die Acylureidopenicilline in erster Linie anbieten. Wegen der Wirksamkeit dieser Penicillinpräparate gegen Enterokokken kann man auf Ampicillin verzichten. Metronidazol und Mezlocillin oder Piperacillin ergänzen sich in ihrer Wirkung hervorragend und sind nicht nur gegen die 3 Haupterreger, sondern auch gegen die meisten der Problemkeime wirksam. Wie bei anderen Penizillinpräparaten kommt es allerdings in etwa 8—9% zu Unverträglichkeitsreaktionen wie Exanthem oder gastrointestinalen Beschwerden. Als Alternative bieten sich die modernen Cephalosporine an, z. B. das Lamoxactam [32], aber auch Cefotaxim oder Cefoperazon, wobei die Enterokokkenlücke dieser Medikamente beachtet werden muß. Allergische Reaktionen gegen Cephalosporine sind wesentlich seltener als bei den Penicillinen.

Vorschläge für antibiotische Therapie der Peritonitis
— Metronidazol und Mezlocillin oder Piperacillin (Flagyl/Cont und Baypen oder Pipril)
— Metronidazol, Aminoglykoside und Ampicillin (z. B. Clont, Refobacin und Binotal)
— Metronidazol, Azlocillin und Lamoxaktam (z. B. Flagyl, Securopen und Moxalactam) (geeignet auch für „Problemkeime")
— Reserveantibiotika: Cefsulodin (Pseudocef): Pseudomonas, Amikacin (Biklin): Problemkeime

Bei schweren Hospitalinfektionen läßt die Kombination Metronidazol, Lamoxaktam oder Cefotaxim und das hervorragend pseudomonaswirksame Azlocillin kaum einen Erreger aus. Mit der Anwendung des Pseudomonascephalosporins Cefsulodin und des Aminoglykosids Amikacin sollte man eher zurückhaltend sein. Es sind Reserveantibiotika, gegen die noch kaum resistente Stämme existieren. Von Amikacin darf man sogar bei aminoglykosidresistenten Stämmen noch Erfolg erwarten.

Letztlich kann eine noch so sorgfältig und sachgerecht durchgeführte Therapie mit Antibiotika nur zum Ziel führen, wenn auch alle anderen Register moderner Behandlungsmöglichkeiten gezogen werden.

Zusammenfassung

Die Peritonitis wird am häufigsten durch Perforationen des Gastrointestinaltrakts verursacht, oder sie tritt als Komplikation nach operativen Eingriffen an den Hohlorganen des Abdomens auf. Es handelt sich immer um eine aerob-anaerobe Mischinfektion, wobei Escherichia coli, Streptococcus faecalis (Enterokokken) und Bacteroides fragilis vorherrschen. Bei Hospitalinfektionen muß man mit weiteren, v. a. sog. Problemkeimen rechnen. Für die Behandlung sollte man Antibiotikakombinationen vorziehen, da Einzelpräparate niemals alle Erreger erfassen. Nitroimidazole und Azylureidopenicilline wirken gemeinsam gegen fast alle in Frage kommenden Bakterien. Bei Unverträglichkeit wird Penicillin durch ein modernes β-Lactamase-festes Cephalosporinpräparat ersetzt, wobei dessen Lücke gegen Enterokokken beachtet werden muß. Clindamycin und Aminoglykoside sind trotz ausgezeichneter Wirksamkeit wegen der Gefahr toxischer Nebenwirkungen Medikamente zweiter Wahl.

Literatur

1. Anders A, Raetzel G, Nordhausen B, Wagner J (1982) Perioperative Antibiotikaprophylaxe in der Kolonchirurgie – Erfahrungsbericht zur Kurzzeit- und Ultrakurzzeitprophylaxe. In: Eckert P, Zwank L (Hrsg) Perioperative Antibiotikatherapie. Zuckschwerdt, München, S 51–72
2. Bartlett JG, Louie TJ, Gorbach SL, Onderdonk AB (1981) Therapeutic efficacy of 29 antimicrobial regimens in experimental intraabdominal sepsis. Rev Infect Dis 3: 535–542
3. Baum ML, Anish DS, Chalmers TC, Sacks HS, Smith H, Fagerstrom RM (1981) A survey of clinical trials of antibiotic prophylaxis in colon surgery: evidence against further use of no-treatment controls. N Engl J Med 305: 795–799
4. Beger HG, Gögler H, Kraas E, Bittner R (1981) Endotoxin bei bakterieller Peritonitis. Chirurg 52: 81–88
5. Beger HG, Bittner R, Zacherl H (1982) Toxische Schockformen. Chirurg 53: 74–80
6. Bell MJ, Ternberg JL, Bower RJ (1980) The microbial flora and antimicrobial therapy of neonatal peritonitis. J Pediatr Surg 15: 569–573
7. Bjornson HS (1982) Bacterial synergy, virulence factors and host defense mechanisms in the pathogenesis of intraabdominal infections. In: Simmons RL (ed) Topics in intraabdominal surgical infection. Appleton-Century-Crofts, Norwalk, pp 65–77
8. Burdon DW (1982) Principles of antimicrobial prophylaxis. World J Surg 6: 262–267
9. Gabriel R, Page CM, Weller IVD, Collier J, Houghton GW, Templeton R, Thorne PS (1979) The pharmacokinetics of metronidazole in patients with chronic renal failure. In: Metronidazole. Proceedings of the 2nd International Symposium on anaerobic infections, Geneva, 25–27. April 1979. Academic Press, London, pp 49–54
10. Goodwin NM (1979) The use of intravenous metronidazole in the treatment of serious intra-abdominal infections. In: Phillips I, Collier J (eds) Metronidazole. Proceedings of the 2nd International Symposium on anaerobic infections, Geneva, 25–27. April 1979. Academic Press, London, pp 59–62
11. Gunn AA (1982) Antimicrobial prophylaxis in biliary surgery. World J Surg 6: 301–305
12. Keighley MRB (1982) Prevention and treatment of infection of colorectal surgery. World J Surg 6: 312–320
13. Kurtz RC, Bronzo RL (1982) Does spontaneous bacterial peritonitis occur in malignant ascites? Am J Gastroenterol 77: 146–148
14. Kusche J, Stahlknecht CD (1981) Antibioticaprophylaxe bei colorectalen Operationen: Gibt es ein Mittel der Wahl? Chirurg 52: 577–585
15. Legler F, Preissler O (1982) Rationelle Antibiotikatherapie. Empfehlungen für den klinischen Alltag. Therapiewoche 32: 3369–3378
16. Linder MM, Ott W, Wesch G (1980) Die antibakterielle Behandlung der eitrigen Peritonitis: Prospektiver randomisierter Vergleich von Antibiotica mit dem neuen Chemotherapeuthikum und Antiendotoxin Taurolin. Chir Forum S 67–71
17. Lode H, Siegenthaler W (1981) Klinische Antibiotikatherapie. Empfehlungen einer interdisziplinären Arbeitsgruppe der Paul-Ehrlich-Gesellschaft für Chemotherapie. Dtsch Ärztebl 78: 501–502
18. MacDonald JB, Socransky SS, Gibbons RJ (1963) Aspects of the pathogenesis of mixed anaerobic infections of mucous membranes. J Dent Res [Suppl] 42: 529–544
19. Mücke D (1982) Immunitätslage und Wundinfektion. Zentralbl Chir 107: 648–654
20. Muscroft TJ, Deane SA (1982) Prevention of sepsis in gastroesophageal surgery. World J Surg 6: 293–300
21. Novak A (1981) Chemotherapie der Anaerobierinfektionen. Schweiz Rundsch Med (Praxis) 70: 445–451
22. Roberts DS (1967) The pathogenic synergy of Fusiformis necrophorus and Corynebacterium pyogenes. I. Influence of the leukocidal exotoxin of F.necrophorus. Br J Exp Pathol 48: 665–673
23. Roberts DS (1967) The pathogenic synergy of Fusiformis necrophorus and Corynebacterium pyogenes. II. The response of F.necrophorus to a filtrable product of C.pyogenes. Br J Exp Pathol 48: 674–679

24. Selkon JB (1979) Choice of chemotherapy of the anaerobe. In: Phillips I, Collier J (eds) Metronidazole. Proceedings of the 2nd International Symposium on anaerobic infections, Geneva, 25−27. April 1979. Academic Press, London, pp 29−33
25. Simmons RL, Ahrenholz DH (1982) Therapeutic principles in peritonitis. In: Simmons RL (ed) Topics in intraabdominal surgical infection. Appleton-Century-Crofts, Norwalk, pp 1−26
26. Steurer J, Münch R, Kuhlmann U (1982) Therapie der Peritonitis bei kontinuierlicher ambulanter Peritonealdialyse. Dtsch Med Wochenschr 107: 828−830
27. Stone HH, Fabian TC (1980) Clinical comparison of antibiotic combinations in the treatment of peritonitis and related mixed aerobic-anaerobic surgical sepsis. World J Surg 4: 415−421
28. Stone HH, Hooper CA, Kolb LD, Geheber CE, Dawkins JE (1976) Antibiotic prophylaxis in gastric, biliary, and colonic surgery. Ann Surg 184: 443
29. Weihrauch TR (1982) Diagnose und Therapie der Antibiotika-assoziierten pseudomembranösen Colitis. Hyg Med 7: 149−151
30. Werner H, Krasemann C, Kandler R, Wandmacher G (1980) Metronidazol-Empfindlichkeit von Anaerobiern. Vergleich mit anderen Chemotherapeutika. Münch Med Wochenschr 132: 633−636
30a. Werner H (1982) Die Bedeutung anaerober Bakterien in der operativen Medizin In: Eckert P, Zwank L (Hrsgb.): Perioperative Antibiotikatherapie. Zuckschwerdt München 10−24
31. Wittmann DH (1980) Chemotherapeutic principles of difficult-to-treat infections in surgery: I. Peritonitis. Infection 8: 323−329
32. Wittmann DH, Freitag V, Welter J (1981) Infektionen in der Bauchchirurgie: Behandlungsergebnisse mit Moxalactam. Infection 9: 191−196

Lokale Anwendung von Antibiotika und Chemotherapeutika bei Peritonitis?

H. Hamelmann und M. Erttmann*

Das Problem antiseptischer Maßnahmen bei Bauchoperationen ist alt. Schon vor gut 100 Jahren stellte Mikulicz [25] in einer Abhandlung über die Anwendung der Antisepsis bei Laparotomien fest, daß ein „Korrektionsmittel" etwaiger Fehler der Antisepsis bei peritonealen Eingriffen fehlt. Er wies darauf hin, daß die vorhandenen „kräftigen antiseptischen Lösungen" wie z. B. Karbolsäure und Quecksilberchlorid (1889) wahrscheinlich zu einer Intoxikation des Patienten führen würden.

Schon damals wurde nach geeigneten Substanzen gesucht, durch deren lokale Applikation die pathogenen „Spaltpilze" − wie man sie nannte − beseitigt werden sollten, mit dem Ziel, chirurgischen Komplikationen vorzubeugen, bzw. diese zu behandeln.

Die Peritonitis als schwere septische Komplikation, insbesondere mit fäkaler Komponente, erfordert als vordringliche Maßnahme die frühe chirurgische Intervention mit dem Ziel:
1) Entleerung von Infektionsmaterial und Exsudat,
2) Beseitigung der Infektionsquelle,
3) Bekämpfung des in der Regel vorhandenen Ileus und
4) Drainage der Abszesse und der Bauchhöhle.

Die Wiederherstellung der Integrität der Bauchhöhle ist also Ziel der chirurgischen Intervention. Drainage, Spülung, Antibiotika- oder Antiseptika-Applikationen sind nur adjuvante Maßnahmen, deren Stellenwert unterschiedlich beurteilt wird.

Die intraabdominelle Applikation von Antibiotika und Antiseptika soll hier Gegenstand der Betrachtung sein. Beide Substanzgruppen werden von verschiedenen Autoren sowohl bei der intraoperativen Spülung als auch bei der postoperativen Lavage oder in Kombination eingesetzt. Voraussetzung ihrer Wirksamkeit ist die Auswahl von antimikrobiellen Substanzen, die das zu erwartende Keimspektrum erfassen. Der Keimgehalt richtet sich in Qualität und Quantität nach der Lokalisation der Peritonitisursache. So sind die proximalen Darmabschnitte relativ keimarm. Nach distal nimmt der Keimgehalt zu. Im distalen Ileum sind 10^5-10^7 Keime/g Stuhlfeuchtgewicht nachzuweisen, im Kolon erreichen z. B. die Bacterioidaceae die Anzahl von $10^{10}-10^{11}$/g Stuhlfeuchtgewicht.

Wittmann [39] zeigte in einer Untersuchung über das Keimspektrum bei Peritonitis, daß bei Dickdarm; Dünndarm- und Oberbaucherkrankungen als Ursprung der Peritonitis Escherichia coli gleich häufig isoliert werden können. Staphylokokken waren wohl bei der Oberbauchperitonitis, kaum aber bei der

---

* Chirurgische Universitätsklinik, Hospitalstr. 40, D-2300 Kiel 1

vom Dickdarm ausgehenden Peritonitis nachzuweisen. Andererseits spielen z. B. Bacteroides − und Clostridium spezies bei der vom Dickdarm ausgehenden Peritonitis die wesentliche Rolle, während die Anaerobier bei Peritonitiden im Oberbauch nur selten angetroffen werden.

Antibiotika

Die vorangegangenen Feststellungen machen ersichtlich, daß die Auswahl eines Antibiotikums für die intraoperative Spülung allein nach dem zu erwartenden Keimspektrum getroffen werden kann. Wittmann [39] wies darauf hin, daß bei den in der Bauchhöhle realisierten Konzentrationen von 5 verschiedenen Betalactamantibiotika nach parenteraler Gabe 68−84% der nachgewiesenen Erreger gehemmt werden, durch Piperacillin allein 84%. Es muß also angenommen werden, daß bei alleiniger Gabe von Piperacillin bis 16% der zu erwartenden Erreger resistent sind. Bei Kombination mit einem anaerobier-wirksamen Antibiotikum läßt sich möglicherweise ein höherer Prozentsatz erfaßter Erreger nachweisen. Dies gilt für die Phase der kalkulierten Antibiotikatherapie ebenso wie für die peritoneale intraoperative Applikation, zu deren Zeitpunkt ein Erregernachweis normalerweise ja noch nicht geführt ist.

Im Gegensatz zur parenteralen Applikation ist die intraperitoneale Antibiotikagabe mit mehreren Unwägbarkeiten behaftet. Dies gilt für die intraoperative Spülung und für die postoperative Dauerlavage:

1) Ist das Ausmaß der peritonealen Antibiotikaresorption in der Regel nicht bekannt. Bei intraperitonealer Dauerlavage z. B. mit 240 mg/Tag Gentamycin, welches lokal sicher wirksam ist, konnte Hunt [18] subtherapeutische Serumspiegel von durchschnittlich 1,3 µg/ml nachweisen. Die Gipfelkonzentration lag bei 2 µg/ml, das sind Grenzwerte für die Wirksamkeit und die Talkonzentration bei ca. 0,8 µg/ml. Er wies darauf hin, daß diese Blutspiegel weder bakterizid noch toxisch sind. Gerade aber subinhibitorische Konzentrationen führen zur Selektion an anderen potentiellen Infektionsorten, wie z. B. am Respirationstrakt beim beatmeten Patienten oder in den ableitenden Harnwegen bei liegendem Dauerkatheter.

2) Können durch peritoneale Resorption toxische Serumspiegel erreicht werden, insbesondere bei beginnender Niereninsuffizienz.

Ericsson [12] konnte nach einer Lavage von 2 min Dauer mit Kanamycin bei 2 von 8 Patienten potentiell toxische Serumspiegel (von 20 µg/ml) nachweisen. In einer Gruppe, bei der die Lavage 5 min dauerte, wurden bei 5 von 9 Patienten toxische Serumspiegel erreicht. Beim niereninsuffizienten Patienten ist bei der intraperitonealen Gabe auch von anderen Aminoglykosiden eine unberechenbare Kumulation zu erwarten, wenn man die Spülung als postoperative Lavage fortsetzt.

Ericsson [12] warnt z. B. bei niereninsuffizienten Patienten wegen der potentiellen Nephrotoxizität dieser Substanz vor intraperitonealer Spülung mit

Bacitracin. Ähnliche Effekte sind zumindest theoretisch bei der Gabe potentiell nephrotoxischer Cephalosporine zu erwarten. Für die intraperitoneale Applikation von Aminoglykosiden müßte aus den genannten Gründen ein therapiesteuerndes Serummonitoring erfolgen –, sicher eine sehr aufwendige Maßnahme!

Nur wenige Autoren befassen sich mit der Frage der unterschiedlichen Wirksamkeit einer einfachen Lavage bzw. Spülung mit Kochsalz und der mit Antibiotika- oder Antiseptikazusatz. In einer Studie von Noon [26] zeigte sich bei der Antibiotikaspülung eine signifikante Senkung der Wundinfektionsrate gegenüber der einfachen Kochsalzspülung, die Letalität war in beiden Gruppen jedoch gleich. In einer anderen retrospektiven Untersuchung verglich Stewart [36] die Wertigkeit der intraoperativen Spülung mit Antibiotika- oder Antiseptikazusatz bei perforierter Appendizitis. Er konnte eine signifikant niedrigere Wundinfektionsrate in der Antibiotikagruppe verzeichnen. Andere Vergleichspunkte, wie Reoperation wegen Verwachsungen oder intraperitoneale Infektionen wiesen keine signifikanten Unterschiede auf. Bei dieser Untersuchung erhielten allerdings 155 von 189 Patienten zusätzlich parenteral Antibiotika, was die Vergleichbarkeit beider Gruppen wesentlich einschränkt.

Smith [30] beschrieb einen positiven Effekt bei lokaler Applikation von Cephalothin, den er in 71 von 76 Fällen mit „satisfactory-recovery" bezeichnet. Er verschwieg aber nicht, daß, wenn nötig, parenteral ebenfalls Cephalothin oder andere Antibiotika verabreicht wurden, zumal angenommen werden muß, daß der gramnegative Bereich der zu erwartenden Erreger durch Cephalothin nicht ausreichend erfaßt wird.

1967 führte Noon [26] eine kontrollierte Studie durch, in der die Dekontamination der Bauchhöhle nach Perforation intraabdomineller Hohlorgane durch einfache Spülung mit Kochsalz und eine solche mit Kanamycin und Bacitracin beurteilt wurde. Dabei lag die Wundinfektionsrate in der Kontrollgruppe – welche mit Kochsalz gespült wurde – doppelt so hoch. Kanamycin ist heute jedoch in der Bundesrepublik wegen der erheblichen Oto- und Nephrotoxizität nicht mehr im Handel. Weiterhin sind nach intraabdomineller Installation dieser Substanz durch neuromuskuläre Blockade Atemstillstände beobachtet worden. Bacitracin, ebenfalls eine nephrotoxische Substanz, verbietet sich heute wegen der oben erwähnten Resorption nach intraperitonealer Applikation [28].

Eckert [9] beschrieb in einem Artikel über die Spülung der Bauchhöhle mit Antibiotika, daß die frühzeitige Anwendung der intraabdominellen Spülung mit und ohne Antibiotika gleichermaßen effektiv sei. Die Mortalität der so betroffenen Patienten ließ sich durch intraperitoneale Antibiotikaapplikation nicht beeinflussen. Er faßte seine Argumente gegen eine Spülung mit Antibiotika wie folgt zusammen:
– Verklebungstendenz des Bauchfells,
– Hemmung der biologischen Resistenz,
– klinisch keine besseren Ergebnisse,
– pharmakokinetisch wenig beeinflußbar,
– Begünstigung zunehmender Resistenzentwicklung.

Stremmel [37] gab weiterhin zu bedenken, daß bei einer Antibiotikaspülung der Peritonealhöhle eine ausreichende Antibiotikakonzentration zweifelhaft bzw. nicht berechenbar sei, andererseits eine systemische Antibiotikagabe zu einer Penetration in die Bauchhöhle führe. Die Feststellung, daß durch eine Antibiotikaspülung klinisch keine günstigeren Ergebnisse erzielt werden, wird durch die Studie von Noon [26] im Hinblick auf die Wundheilungsstörungen widerlegt. So waren zumindest kürzere Hospitalisierungszeiten zu verzeichnen. Die Letalität war jedoch in beiden untersuchten Gruppen gleich.

Antiseptika

Die eben genannten Nachteile der intraperitonealen Applikation von Antibiotika erleichterten die Hinwendung zu antiseptischen Substanzen.

Im wesentlichen werden 3 Antiseptika eingesetzt:
1) Polyvinylpyrrolidonjod = PVP-Jod,
2) Taurolin,
3) Noxythiolin.

Die bakterizide Wirkung des seit 20 Jahren bekannten Polyvinylpyrrolidonjods ist an den Jodkomplex gebunden. Noxythiolin und dessen Weiterentwicklung Taurolin wirken dadurch, daß die aktive Methylolgruppe, die in einer wäßrigen Lösung entsteht, sowohl mit der Bakterienwand als auch mit der Aminogruppe des Endotoxins eine feste Bindung eingehen kann. Dadurch wird das Endotoxin neutralisiert.

Alle 3 Substanzen sind Breitspektrumantiseptika mit zusätzlicher antiviraler und fungizider Wirkung. Eine Entwicklung bakterieller Resistenzen wurde bisher nicht gemeldet.

Es gibt verschiedene Untersuchungen, die sich mit der Wirksamkeit dieser Substanzen befassen:
1) Weissenhofer [38] beurteilte die Eigenschaften von PVP-Jod aufgrund einer kontrollierten klinischen Studie folgendermaßen:
   Die Morbidität − gemessen an den Hospitalisierungszeiten − war für die Therapiegruppe deutlich verringert. Die *Letalität* war mit 27% gegenüber 41% bei der Kontrollgruppe eindrucksvoll gesenkt.
2) Sindelar [29] zeigte in einer ebenfalls kontrollierten klinischen Studie, daß in der Gruppe, die nach kontaminiertem Abdomen mit 0,1%iger PVP-Lösung behandelt wurde, nur einer von 80 Patienten einen Abszeß entwickelte, das waren 1,3%. In der Kontrollgruppe, welche mit Salzlösung irrigiert wurde, entwickelten 9 von 88 Patienten, entsprechend 10,2%, einen postoperativen Abszeß.
   Weissenhofer [38] wie Sindelar [29] und auch andere Autoren wiesen auf erhöhte Serumjodspiegel nach intraabdomineller Gabe von PVP-Jod. Die Thyroxinwerte waren jedoch nicht erhöht. Bei latenter Hyperthyreose beschrieb Konradt [20a] eine Aktivierung dieses Bildes, weshalb eine PVP-Jod-Therapie abgebrochen wurde.

In seinen tierexperimentellen Untersuchungen beschrieb Weissenhofer [38] einen weiteren Nebeneffekt, nämlich eine Reizung der peritonealen Deckzellen, welche innerhalb von 24 h reversibel war. Er wertete dieses Phänomen als positiven Effekt, der chemisch induziert die biologisch mesotheliale Entzündungsreaktion vorwegnimmt. Die Abschilferung der Mesothelzellen sah er als mögliche Ursache der in anderen Untersuchungen nachgewiesenen Adhäsionsprophylaxe durch PVP-Jod.

3) In einer experimentellen Arbeit wies Görtz [15] an der Ratte nach, daß PVP nieder- und höhermolekular nach intraperitonealer Applikation vollständig resorbiert wird und sich über den gesamten Körper verteilt, wobei das höhermolekulare PVP nur verzögert über Nieren und Kot ausgeschieden wird.

In neueren tierexperimentellen Untersuchungen von Görtz [16] hatte PVP-Jod beim Kaninchen nach einmaliger Applikation die stärkste keimreduzierende Wirkung. Es zeigte sich jedoch ein zytotoxischer Effekt, der sich in einer Leukopenie manifestierte. Dies führte zu einer Minderung der Phagozytenleistung.

Alle Tiere wurden durch regenerierende Restkeime und deren Toxine getötet.

Aufgrund dieser tierexperimentellen Untersuchungen rät die Herstellerfirma von PVP-Jod neuerdings davon ab, das Präparat zur Peritonealspülung bei Peritonitis zu verwenden. Damit scheinen die Weichen für den weiteren Gebrauch des PVP-Jod in diesem Bereich zumindest für die nächste Zeit gestellt zu sein.

Über *Noxythiolin* wurde von Browne [3], Stoller und anderen Autoren gearbeitet. Sie beschrieben übereinstimmend positive antimikrobielle Effekte. Der Nachteil von Noxythilin ist dessen Instabilität in der Lösung.

So scheint sich die 3. Substanz, das *Taurolin,* als stabile und nichttoxische Substanz eher anzubieten.

Browne [5] führte hierüber eine prospektive kontrollierte, randomisierte Studie mit 35 Patienten durch. Taurolin intraperitoneal gegeben, reduzierte die Morbidität der Peritonitis signifikant, dagegen war kein positiver Effekt bezüglich der Letalität nachzuweisen. Toxische Nebenwirkungen traten nicht auf.

Aufgrund seiner experimentellen Untersuchungen hält Browne [5] Taurolin für gleichermaßen effektiv wie Noxythiolin, weist jedoch darauf hin, daß Taurolin wegen der Stabilität in der Lösung einfacher in der klinischen Anwendung ist.

Linder [22] führte eine randomisierte prospektive Studie an 69 Patienten mit „waschungsbedürftiger eitriger Peritonitis" durch. Er setzte Taurolin intraoperativ zur Spülung und postoperativ parenteral ein. Seine Ergebnisse sind weniger positiv. So war die Zahl der Wunddehiszenzen in der Taurolin-Gruppe häufiger. Gravierende Komplikationen wie Pneumonien traten ebenfalls häufiger auf. Die Letalität durch allgemeine Komplikationen war in der Taurolin-Gruppe höher, die peritonitisbedingte Letalität in beiden Gruppen gleich.

Die unterschiedlichen Ergebnisse zu diesem Thema möchte ich folgendermaßen zusammenfassen:

Gegen eine intraperitoneale Applikation von Antibiotika spricht im wesentlichen die mangelnde pharmakokinetische Beeinflußbarkeit der applizierten Substanz und die begünstigte Entwicklung resistenter Bakterien. In keiner der genannten, z. T. kontrollierten randomisierten Studien wird ein signifikanter Einfluß auf die Letalität beschrieben. Die positiven Effekte hinsichtlich der Morbidität sind eindeutig. Somit stellt sich die Frage, ob die genannten ungünstigen Einflüsse dafür in Kauf genommen werden dürfen.

Bei der Beurteilung von Antiseptika für die intraperitoneale Spülung bzw. Lavage scheint Taurolin als die am wenigsten toxische Substanz den Vorrang zu verdienen. Die Studie von Linder [22] zeigt jedoch bisher nicht zu begründende negative klinische Effekte. Gegenüber der Anwendung von PVP-Jod scheint wegen der genannten Nebenwirkungen Vorsicht geboten.

Somit ist der Einsatz von Antiseptika und Antibiotika für die intraperitoneale Applikation bei Peritonitis aufgrund der Sichtung und Wertung der Literatur eher abzulehnen. Die für die Senkung der Letalität wesentliche Dekontamination des Peritoneums ist aller Wahrscheinlichkeit nach durch den mechanischen Effekt der intraoperativen Spülung und der postoperativen Dauerlavage zu erreichen.

Literatur

1. Aeberhard P, Beuchat P (1979) Drainage und Lavage beim septischen Abdomen. Helv Chir Acta 46: 645–656
2. Ahrenholz DH, Simmons RL (1978) Povidone-Iodine in Peritonitis. J Surg Res 26: 458–463
3. Browne MK (1979) Antibiotic lavage for peritonitis. Br Med J 66: 1004–1005
4. Browne MK, MacKenzie M, Douyle PJ (1978) A controlled trial of Taurolin in established bacterial peritonitis. Surgery 146: 721–724
5. Browne MK, Pfirrmann RW, Brodhage H (1977) The in vitro and in vivo activity of taurolin against anaerobic pathogenic organisms. Surgery 145: 842–846
6. Browne MK, Stoller JN (1970) Intraperitoneal noxythiolin. Br J Surg 57: 525–529
7. Bunodiere M, Dreux B, Gallard PY et al. (1979) Le traitement des péritonites aigues par antisepsie péritonéal a l'aide d'une solution de polyvinylpyrrolidone iodée. Ann Chir 33: 193–197
8. Duyzings JW, Wesdorp RIC, Lemmens HAJ et al. (1980) Ergebnisse einer kombinierten Behandlung von Lavage der Bauchhöhle und lokal verabreichten Antibiotica bei 250 Patienten mit Appendicitis acuta perforata. Chirurg 51: 519–523
9. Eckert P (1978) Postoperative Peritonitis: Spülung der Bauchhöhle mit Antibiotica (Kongreßbericht). Langenbecks Arch Chir 347: 419–423
10. Eckert P, Eichfuss HP (1978) Peritonitis. Thieme, Stuttgart
11. Ericsson CD, Duke JH, Pickering LK (1978) Clinical pharmacology of intravenous and intraperitoneal aminoglycoside antibiotics in the prevention of wound infections. Ann Surg 188: 66–70
12. Ericsson CD, Duke JH, Pickering LK (1979) Systemic absorption of bacitracin after peritoneal lavage. Am J Surg 137: 65–67
13. Esser G, Rappen HH (1980) Über die Effektivität der Spüldrainagen bei diffuser bakterieller Peritonitis. Chirurg 51: 774–776
14. Gilmore OJA, Reid C, Houang E et al. (1978) Intraperitoneal povidone-iodine in peritonitis. J Surg Res 25: 471–476

15. Görtz G, Häring R, Koppensteiner G et al. (1982) Die Wirkung einer intraoperativen Bauchhöhlenwaschung mit verschiedenen Antiseptica bei experimenteller Peritonitis. Langenbecks Arch Chir (Suppl) 177—183

16. Görtz G, Häring R, Pfeufer W et al. (1981) Retention von C-markierten PVP-Jod mit hohem Molekulargewicht nach intraperitonealer Anwendung bei der Ratte. Langenbecks Arch Chir (Suppl) 81: 1—6

17. Herfarth C, Heil T (1980) Therapeutische Richtlinien bei postoperativer Peritonitis und Reintervention (Antibiotica, Drainage, Spülung). Langenbecks Arch Chir 352: 301—306

18. Hunt JA, Rivlin ME, Subke HKHF (1976) Antibiotische Lavage der Bauchhöhle bei schwerer Peritonitis. Intensivmed Prax 13: 398—408

19. Jamieson CW (1970) Cytotoxic effects of noxythiolin on human tumor cells in culture. Br J Surg 57: 863

20. Knolle P, Schwarzmann G (1980) Polyvidon-Jod zur antimikrobiellen Lokaltherapie und Prophylaxe. Hygiene + Medizin 3: 80

20a. Konradt J, Biewald W, Görtz G et al (1979) Efficacy and tolerance of PVP-jodine in pediatric surgery. Vortrag 11. internationaler Chemotherapiekongreß, Boston

21. Lally KP, Nichols RL (1981) Various intraperitoneal irrigation solutions in treating experimental fecal peritonitis. South Med J 74: 789—791

22. Linder MM, Ott W, Wesch G et al. (1980) Die antibakterielle Behandlung der eitrigen Peritonitis: Prospektiver randomisierter Vergleich von Antibiotica mit dem neuen Chemotherapeuticum und Antiendotoxin Taurolin. Langenbecks Arch Chir (Suppl) 67—71

23. Linder MM, Ott W, Wesch G et al. (1981) Die Behandlung der eitrigen Bauchfellentzündung. Langenbecks Arch Chir 353: 241—250

24. McKenna JP, MacDonald JA, Mahoney LJ et al. (1970) The use of continuous postoperative peritoneal lavage in the management of diffuse peritonitis. Surgery 130: 254—258

25. Mikulicz J (1980) Über die Anwendung der Antisepsis bei Laparotomien, mit besonderer Rücksicht auf die Drainage der Peritonealhöhle. Langenbecks Arch Chir 26: 111—150

26. Noon GP, Beall AC, Jordan GL et al. (1967) Clinical evaluation of peritoneal irrigation with antibiotic solution. Surgery 62: 72—76

27. Pickard PG (1972) Treatment of peritonitis with per- and postoperative irrigation of the peritoneal cavity with noxathiolin solution. Br J Surg 59: 642—648

28. Simon C, Stille W (1982) Antibiotika-Therapie in Klinik und Praxis. Schattauer, Stuttgart New York

29. Sindelar W, Mason GR (1979) Intraperitoneal irrigation with povidone-iodine solution for the prevention of intra-abdominal abscesses in the bacterially contaminated abdomen. Surgery 148: 409—411

30. Smith EB (1976) A rationale for intraperitoneally administered antibiotic therapy. Surgery 143: 561—564

31. Smith EB (1973) Adjuvant therapy of generalized peritonitis with intraperitoneally administered cephalothin. Surgery 136: 441—443

32. Stephen M, Loewenthal J (1979) Continuing peritoneal lavage in high-risk peritonitis. Surgery 85: 603—606

33. Stewart DT, Matheson NA (1978) Peritoneal lavage in faecal peritonitis in the rat. Br J Surg 65: 57—59

34. Stewart DJ, Matheson NA (1978) Peritoneal lavage in appendicular peritonitis. Br J Surg 65: 54—56

35. Stewart DJ, Matheson NA (1977) An experimental study of intra-operative antibiotic peritoneal lavage in peritonitis. Br J Surg 64: 297

36. Stewart D (1979) Antibiotic lavage for peritonitis. Br Med J 66: 1364

37. Stremmel W (1978) Drainagebehandlung ohne Antibiotica (Kongreßbericht). Langenbecks Arch Chir 347: 415—418

38. Weissenhofer W (1979) Antisepsis in der Behandlung der diffusen bakteriellen Bauchfellentzündung. Acta Chir Austr (Suppl) 31: 1—19

39. Wittmann DH, Welter J (1981) Die antimikrobielle Chemotherapie der Peritonitis. Kempf P (Hrsg) Behandlung der Peritonitis. Zuckschwerdt, München

Rundtischgespräch

(Leitung: Hamelmann/Kiel; Teilnehmer: alle Referenten)

Hamelmann/Kiel: Ich habe soeben mit einem Kollegen gesprochen, der eingewendet hat, daß es vielleicht an einer Universitätsklinik möglich sei, einen Patienten jeden Tag erneut zu operieren − in einem kleinen Krankenhaus würde man damit aber mit den Angehörigen etc. in Schwierigkeiten kommen.

Kern/Würzburg: Nach meiner Meinung spricht gerade das für unsere Methode, daß man eben *nicht* immer wieder „Relaparotomien" ausführt. Ich habe in den vergangenen Jahren mehrmals Angehörige sagen hören: „Der Patient ist jetzt schon zum 3., 4. Mal operiert worden, da stimmt doch etwas nicht!" Wenn aber der Patient zum Zeitpunkt der Erstoperation in ein Programm aufgenommen wird, das ganz klar definierte Maßnahmen in den folgenden Tagen einschließt, und dies den Angehörigen und auch dem Patienten (falls er bei Bewußtsein ist) mitgeteilt wird, so ist man damit in einer besseren Situation, als wenn man immer wieder die Indikation zu einer Relaparotomie neu stellen muß. Ich habe noch bei jeder epikritischen Betrachtung eines fatalen Peritonitisverlaufs feststellen müssen, daß man zu lange mit der Relaparotomie gezögert hat und daß man oft zu spät gekommen ist.

Hamelmann/Kiel: Auch ich spüle, und zwar ohne Antibiotika- oder Antiseptikazusatz. Wir sollten jetzt konkret entscheiden, wann man eine Spülung oder eine postoperative Lavage bei einer Peritonitis durchführen muß. In jedem Fall und bei jeder Peritonitis oder nur bei bestimmten Formen? Vielleicht können wir das am einfachen Beispiel der perforierten Appendizitis besprechen.

Peiper/Göttingen: Man muß sicher nach dem Schweregrad differenzieren. In allen Fällen einer diffusen Peritonitis sollte man intraoperativ reichlich spülen; wir haben früher die Jodpräparate verwendet und jetzt wieder auf einfache Ringer-Lösung umgestellt.

Trede/Mannheim: Einen lokalisierten Prozeß sollte man nur austupfen und drainieren, keinesfalls spülen. Ich bin erstaunt über die großen Zahlen von spül- bzw. lavagebedürftigen Patienten in den gezeigten Statistiken. Bei einer perforierten Appendizitis kommen diese Maßnahmen in der Regel sicher nicht in Frage.

Hamelmann/Kiel: Sicher sollte man bei einer lokalen Peritonitis nicht die gesamte Bauchhöhle spülen − aber bei der diffusen Peritonitis nach einer perforierten Appendizitis sollte man das nach meiner Meinung tun.

Die chirurgische Behandlung der Peritonitis
(Hrsg. v. E. Kern)
© Springer-Verlag Berlin Heidelberg 1983

Schwemmle/Gießen: Beim Beispiel der perforierten Appendizitis sehe ich Schwierigkeiten, überhaupt lokal spülen zu können. Wie will man dabei verhindern, daß die Spülflüssigkeit in der Bauchhöhle versackt? Z. B. im Douglas- und im subphrenischen Raum, und diese Flüssigkeit bekommt man nicht wieder heraus.

Pichlmayr/Hannover: Ich glaube, wir sind alle der gleichen Meinung: Ein Abszeß wird natürlich nur drainiert, aber eine schwere diffuse eitrige Peritonitis wird total gespült, auch wenn sie „nur" von einer perforierten Appendizitis ausgeht. Es sind graduelle Unterschiede, die eine Spülung nötig machen, und diese sind schematisch schwer zu fassen. Leicht ist die Indikation, wenn schon irgendein anderes Organversagen besteht, z. B. eine Einschränkung der Nierenfunktion, und wenn wir wissen, daß die Peritonitis wahrscheinlich schon mehrere Tage bestanden hat. Wir haben von 38 Spülungen in 4 Jahren berichtet, das sind nicht so viele, und es war keine einzige perforierte Appendizitis mit lokalisierter Peritonitis dabei.

Kern/Würzburg: Ich würde das ganz genauso definieren: 1. Bei einer lokalen Peritonitis, besser gesagt bei einem Abszeß, ist es ja sicher das wichtigste, daß man den Eiter nicht in die übrige Bauchhöhle verschleppt. Schon aus diesem Grund sollte man hier nicht spülen. 2. Die Etappenlavage, die wir nun seit 2 Jahren praktizieren, ist selbstverständlich auf die schwere, bzw. schwerste diffuse Peritonitis zu beschränken. Wir hatten in 2 Jahren 29 Fälle, und das ist auch nicht so sehr viel. Man muß sich noch darüber einigen, was eine „schwere Peritonitis" ist. Ich würde sie so definieren: 1. Wenn ausgedehnte Fibrinbeläge im ganzen Bauch sind, die man nicht ohne weiteres und durch die erste Spülung entfernen kann. 2. Wenn Organkomplikationen anderer Art, also eine Nieren-insuffizienz oder pulmonale Komplikationen aufgetreten sind, wenn also die heute schon mehrfach angesprochene „inkurable Trias" besteht. Ich könnte mir aber vorstellen, daß Herr Beger seine geschlossene Spülung viel häufiger macht, weil sie ein weniger eingreifendes Verfahren ist als die offene.

Farthmann/Freiburg: Zur Nomenklatur: Den Ausdruck „spontane Peritonitis" findet man bisher nirgends, und er wird vielleicht im Ausland nicht verstanden. Bisher unterscheidet man zwischen einer primären und einer sekundären Peritonitis, und wir sprechen hier ausschließlich über die sekundäre. Dann zur Appendizitis: Diese ist sicher ein denkbar ungeeignetes Beispiel. Hier kann uns die Appendizitis nur interessieren, die nicht als Appendizitis mit Druckschmerz oder evtl. mit perityphlitischem Abszeß zur Behandlung kommt, sondern nur ein Patient, der wegen Peritonitis operiert wird, bei dem sich dann während der Operation herausstellt, daß die Ursache eine veraltete Appendizitis war. Provozierend möchte ich sagen, Eiter im Bauch ist nicht synonym mit Peritonitis. Man sieht doch immer wieder, daß eine solche Perforation, wenn sie ausgetupft und ausgesaugt wird, nach 48 h folgenlos überstanden ist und die Peristaltik bereits wieder in Gang ist.

Beger/Ulm: Die Spülung hat nur einen Sinn bei den Patienten, die eine Sepsis aufgrund einer Peritonitis haben. Auch ich rede hier (nach der Definition von

Herrn Largiadèr) von der sekundären Peritonitis, denn die primäre ist etwas
ganz Seltenes. Ich halte eine Spülung nicht nur intra- sondern auch postoperativ
für indiziert bei allen Patienten, die eine Organinsuffizienz oder einen septischen
Schock haben. Das Berliner Krankengut ist durch geriatrische Patienten
gekennzeichnet, daher kommt die große Spülzahl in meinen Tabellen.

Hamelmann/Kiel: Insofern haben wir jetzt Einigkeit erreicht, als wir bei einer
lokalen Peritonitis von einer Spülung absehen und eine solche nur anwenden bei
der sekundären schweren Peritonitis mit allen Begleiterscheinungen. Es besteht
Einigkeit darüber, daß man hier spülen sollte und daß man auch denjenigen
Kollegen, die das bis jetzt noch nicht tun, die Spülung empfehlen sollte. Als
Nächstes stellt sich die Frage, *welche* der hier besprochenen Spülmethoden man
anwenden soll. Die Etappenlavage wird bisher sicher nur von sehr wenigen
Kollegen angewendet.

Welche Vorteile hat diese Methode, bei der ja die Bauchhöhle offen bleibt
bzw. nur provisorisch abgedeckt wird? Weitere Frage: Womit soll man die
Bauchhöhle abdecken – mit den Palisaden wie in Hannover oder mit der
Wellendrainage wie in Würzburg? und 3.: Ist es einfach, von diesem Situs aus
das Abdomen jeden Tag wieder zu revidieren?

Kern/Würzburg: Zur ersten Frage: Der bei uns am häufigsten gespülte Patient
wurde 9mal gespült, und es hat in diesem Punkt nie Probleme gegeben. Zum
zweiten: Daß wir das Vorgehen von Altona und Leuven übernommen haben,
hat im wesentlichen 3 Gründe. Der erste ist, daß im Gegensatz zu den anderen
Spülmethoden dieses Verfahren auch im kleinen Krankenhaus praktizierbar ist.
Denn jede kontinuierliche Spülung erfordert einen erheblichen Personalauf-
wand. Dies sollte an sich kein Grund sein, eine Methode abzulehnen – aber jede
Methode ist um so leichter praktizierbar, je weniger dieser Begriff eine Rolle
spielt, bei den heutigen Bedingungen, die jeder von Ihnen kennt.

Zum zweiten: Jeder Chirurg geht am liebsten von dem aus, was er sieht, und
er sieht in diesem Fall die Bauchhöhle jeden 2. Tag. Im Anfang haben wir jeden
Tag gespült, aber alle 48 h scheint uns jetzt das richtige Intervall zu sein, weil
man so auch sicher verhindern kann, daß sich Schlingenabszesse, subphrenische
und Douglasabszesse usw. bilden. Der dritte Grund ist, daß man nur mit dieser
Methode auf *jede Drainage prinzipiell verzichten kann.* Man hat früher doch eine
relativ große Zahl von drainagebedingten Komplikationen gesehen, Darmper-
forationen, Abszesse und Phlegmonen der Bauchwand usw.: Alle diese
Komplikationen entfallen.

Ich glaube, daß die Methode der Etappenlavage damit steht und fällt, daß
man überhaupt nicht drainiert. Auch und gerade nicht am Ende der Behandlung
– wenn man glaubt, man müßte aus Sicherheitsgründen doch drainieren, dann
ist es noch zu früh, die Bauchhöhle zu verschließen.

Arbogast/Würzburg: Einige Gesichtspunkte sind noch nicht genügend geklärt:
Ist eine Spülung in der Lage, die Peritonitistoxine aus dem Gewebe
auszuwaschen oder nicht? Zum zweiten: Jeder zögert, in einem schwer
septischen Bauch Anastomosen anzulegen. Dies kann man aber mit besserem

Gewissen wagen, wenn man weiß, daß man sie nach 1 oder 2 Tagen wiedersieht und notfalls korrigieren kann. Kolostomata oder Ileostomata bei schwerer Peritonitis anlegen zu müssen, erschwert die gesamte Situation – dies kann durch unsere Methode weitgehend vermieden werden.

Schweiberer/München: Nochmals die Frage: Welches sind die entscheidenden Kriterien dafür, daß man sagen kann: Dies ist jetzt die letzte Laparotomie? Ist es allein der Lokalbefund? Der Patient hat vielleicht immer noch Fieber und er hängt immer noch an der Beatmungsmaschine. Diese Kriterien herauszuarbeiten, wäre vielleicht eine weitere Diskussion wert.

Pichlmayr/Hannover: Wir sind jetzt alle unsicher – das muß bei einer solchen Diskussion ja so sein. Ich persönlich glaube nicht, daß man sich auf eine einzelne Methode festlegen sollte, man muß mehrere haben. Auch bei der kontinuierlichen Spülung habe ich noch Angst vor der Bakterien- und Toxineinschwemmung. Im Gegensatz zu Herrn Beger muß ich sagen, daß wir mit der Endotoxinbestimmung im Verlauf nicht so klare Ergebnisse haben wie er. Insofern würde ich dem zuneigen, die ersten 48 h kontinuierlich zu spülen, dann einen Revisionseingriff zu machen und evtl. auf eine Etappenlavage umzustellen. Dies meine ich deswegen, weil bei der programmierten Lavage in den ersten 48 h ja praktisch nichts geschieht – gerade in diesen ersten 2 Tagen möchte ich ein Maximum an Reinigungseffekt erreichen. Aber ich glaube, wir wissen noch nicht, für welche Fälle wir welche Methode brauchen. Was die kontinuierliche Spülung betrifft, so bleiben wir bei den Silastikschläuchen, weil man hier mit Saugdrainagen gut absaugen kann, und wir werden nicht auf die Wellendrainage übergehen.

Hamelmann/Kiel: Es ist wohl nicht so wesentlich, ob man diese Schläuche nimmt oder eine Folie. Wesentlicher erscheint mir, daß man in den ersten 24 h spült, weil dann noch viele Toxine und Eiter in der Bauchhöhle vorhanden sind, die man ausschwemmen sollte. Später kann man dann bei der programmierten Lavage spülen, wenn man immer noch Schmutz in der Bauchhöhle vorfindet.

Trede/Mannheim: Es wurde von der psychischen Barriere bei der Relaparotomie gesprochen, die wegfällt. Wir haben bei unseren wenigen Fällen aber doch eine solche Barriere verspürt: Da geht es einem sehr kranken Patienten nach 48 h erstaunlich besser. Deswegen will man daran nicht rühren, man will ihn nicht wieder verschlechtern, also verschiebt man den Eingriff wieder. Mit anderen Worten, eine individuelle Entscheidung muß man doch immer mit einkalkulieren und sich vorbehalten, denn es kann ja auch sein, daß es dem Patienten unerwartet viel besser geht. Umgekehrt kann es dem Patienten aber auch so viel schlechter gehen, daß man dann nicht mehr aufmacht, weil es sinnlos erscheint.

Hamelmann/Kiel: Das ist eine ganz wichtige Frage, denn nicht selten haben wir Kranke in extremis, bei denen jede Maßnahme zu spät kommt. Hier muß man von Fall zu Fall unterschiedlich entscheiden.

Largiadèr/Zürich: Noch eine Frage wegen möglicher Nachteile der Methode, wegen der Belastung: Benötigt man dann jedes Mal eine neue Narkose? Werden diese Revisionen in Intubationsnarkose oder ohne Narkose vorgenommen?

Kern/Würzburg: Wir haben nie andere Patienten aufgenommen, als solche, die ohnehin intensivpflegepflichtig waren. Diese Kranken hängen am Respirator und können dann ohne weitere Narkose revidiert werden. Hier spielt sicher die Frage der Indikation eine Rolle, und man sollte nur schwerste Fälle ins Programm aufnehmen.

Farthmann/Freiburg: Es scheint mir jetzt sinnvoll zu sein, vom pathophysiologischen Standpunkt her nicht eine harte Alternative zwischen der Revisionslavage und der kontinuierlichen Spülung aufzustellen. Die Peritonitis hat einen 2phasigen Verlauf, darüber wurde heute nicht sehr viel gesprochen: In der 1. Phase ist sie ein diffuser Prozeß, in der es sehr sinnvoll ist die Spülung, die wir intraoperativ ja wohl alle vornehmen, über einige Zeit, auch über den 1. oder 2. Tag hinaus fortzusetzen. Dann kommt aber eine 2. Phase, in der die Exsudation zurückgeht und die Resorption zunimmt, das läßt sich heute nachweisen. Hier könnte das Weiterführen der Spülung über sehr lange Zeit schädlich wirken. Es gibt einen weiteren Gesichtspunkt, der auch noch nicht erörtert wurde, nämlich das Redoxpotential innerhalb der Bauchhöhle, das eindeutig gemindert wird, wenn man zuviel Flüssigkeit hindurchspült. Dieses ist aber ganz wichtig für die beginnende Abheilung der Peritonitis. In dieser 2. Phase der Peritonitis − man weiß das ja aus den experimentellen Untersuchungen mit Gelatinekapseln, in welcher der Infekt von den Taschen ausgeht − von den Bakterien besiedelten Fibrinbelägen erreicht man durch die Spülung sicher nicht mehr viel. In dieser 2. Phase würde ich mir daher von einer Revision in regelmäßigen Abständen mehr versprechen. Aus meiner Sicht wäre der richtige Weg, die diffuse eitrige Peritonitis länger zu spülen als nur 20 min während der Operation, lieber 2−3 Tage und dann, wenn die Spülung nichts mehr bringt, aufgrund dieser pathophysiologischen Überlegungen in das andere Schema einzutreten.

Hamelmann/Kiel: Ich glaube wir nähern uns einem Kompromiß. Nochmals möchte ich die Herren, die diese Methode anwenden, fragen: Sie lassen den Schnitt ganz offen? Legen Sie prophylaktisch oder provisorisch schon Bleiplattennähte ein oder nicht? Soll man die Wundränder adaptieren oder ganz offen lassen? Soll man Drainagen einlegen für die erste Spülung nach 24 h oder auf Drainagen völlig verzichten? Ich glaube, das sind die für das praktische Vorgehen entscheidenden Fragen.

Pichlmayr/Hannover: Die 3 Methoden sind jetzt ganz gut beschrieben, und man muß sich eben entscheiden, zu welchem Vorgehen man neigt. Sicher gibt es einige technische Kniffe, aber große Probleme gibt es eigentlich in allen Fällen nicht. Wir führen die Drainagen nur zum Einlaufen der Spülflüssigkeit ein. Die Bleiplattennähte dienen dazu, daß sich die Bauchdecken locker über den Silastikschläuchen adaptieren.

Kern/Würzburg: Noch eine Frage an Herrn Beger: Ist Ihre geschlossene Spülbehandlung eigentlich auch ohne gleichzeitige Endotoxinbestimmung anwendbar? Und was sind bei Ihnen die Kriterien dafür, daß Sie mit der geschlossenen Spülung aufhören?

Beger/Ulm: Unsere Methode ist ohne weiteres auch ohne Endotoxinbestimmung anwendbar. Die letztere war eigentlich auch mehr ein Beleg für die Wirksamkeit der Spülung. Wir richten uns jetzt noch danach, daß möglichst Endotoxinfreiheit besteht, wenn wir die Spülung beenden. Für eine geschlossene Spülung über kurze Zeit braucht man keine Endotoxinbestimmung. Man sieht an der Besserung der Vitalfunktionen (Rückgang des Kreatinins, Anstieg des p_aO_2) die Wirkung der Spülung; und Patienten, die nicht intubiert sind, erzählen Ihnen sofort nach dem Erwachen, daß der Schmerz wegfällt. Die intestinale Funktion und Motorik tritt rasch wieder ein, dies ist ebenfalls ein Kriterium für die Wirksamkeit der Spültherapie.

Hamelmann/Kiel: Eine Frage ist noch, ob beim Spülen bei geschlossener Bauchhöhle vielleicht stärkere intraabdominale Druckzustände auftreten und ob dies Nachteile hat gegenüber der Methode beim offenen Bauch.

Farthmann/Freiburg: Herr Stone in Atlanta (jetzt Baltimore) näht einen Reißverschluß ein bei diesen Patienten und sagt: „ich mache „zip" auf und „zip" wieder zu".

Peiper/Göttingen: Vielleicht sollte man bei der Entscheidung, ob man das geschlossene oder das primär offene Verfahren wählt, noch berücksichtigen, daß neben einem differenzierten Vorgehen, wie es Herr Farthmann geschildert hat, es wohl auch Grundsituationen gibt, welche die Entscheidung in der einen oder anderen Richtung beeinflussen. Wenn eine Infektionsquelle nicht radikal zu sanieren ist (z. B. Duodenalstumpf oder Magenanastomose sind offen) — in diesen katastrophalen aber seltenen Situationen würde ich dazu neigen offenzulassen.

Hamelmann/Kiel: Damit sind wir eigentlich bei dem Problem: Wie erfolgt die Versorgung einer Nahtinsuffizienz, einer Perforationsstelle? Beispiel: Perforierte Sigmadivertikulitis. Muß man jetzt den großen Defekt in der Darmwand verschließen oder den proximalen Schenkel als Kolostomie herausleiten, oder soll man alles offen liegen lassen, im Vertrauen auf die Spülung?

Largiadèr/Zürich: Ich würde in einer solchen Situation das Sigma resezieren, aboral nach Hartmann verschließen und eine endständige Kolostomie anlegen.

Hamelmann/Kiel: Ich würde, wenn möglich, eine definitive Versorgung der lädierten Stellen anstreben. Aber in Fällen, wo das nicht möglich ist, muß man offenlassen, und da ist wohl die offene Spülbehandlung die Methode der Wahl.

Beger/Ulm: Meines Erachtens ist die Verfügbarkeit von verschiedenen Spültechniken auf die primäre Versorgung des Patienten, also Stomabildung oder Resektion mit Naht, ohne jeden Einfluß. Die primäre Versorgung ist die Voraussetzung für eine Spülung oder für eine wie auch immer geartete Nachbehandlung der Abdominalhöhle. Die Spülung als solche ist eine nachgeordnete Methode und beeinflußt das primäre Vorgehen, das nur in Abhängigkeit vom Befund steht, überhaupt nicht.

Pichlmayr/Hannover: Wenn man nicht verschließen kann oder der Verschluß unsicher ist, wenn beispielsweise eine schwerste Pankreatitis mit retroperitonealer Abszedierung vorliegt, oder eine Pankreatojejunostomie insuffizient geworden ist, so sind das m. E. die ganz spezifischen Indikationen für die offene und kontinuierliche Spülung. Denn dann spült man wirklich das ganze infektiöse Material aus, und nach 48 h ist man ein gutes Stück weiter, man kann vielleicht bereits mit einer neuen Schlinge anastomosieren.

Farthmann/Freiburg: Erstaunlicherweise haben wir bei unseren mehr als 30 Patienten einige gehabt, bei denen eine Anastomose im septischen Zustand gemacht werden mußte und bei denen nicht vorgelagert werden konnte, hohe Dünndarmverletzungen z. B. − und alle diese Fälle sind unter der Spülung geheilt. Es hat keine Komplikationen gegeben, obwohl es solche hätte eigentlich geben müssen. Ich halte dies als Prinzip für das taktische Vorgehen nicht für richtig, nur zwangen hier die Umstände dazu. Ich weiß nicht warum, aber alle diese Anastomosen sind primär geheilt.

Hamelmann/Kiel: Ich glaube, daß sich unsere Standpunkte für das Vorgehen bei Peritonitis angenähert haben, ich hätte das kaum für möglich gehalten. Ich möchte resümieren, daß man bei schweren diffusen Peritonitisfällen mit Organkomplikationen so vorgehen sollte, daß man zunächst intraoperativ spült, dann postoperativ für 24 bis 48 h offen in der von Herrn Pichlmayr vorgeschlagenen Art und Weise und dann zur programmierten Lavage übergeht.

Pichlmayr/Hannover: Für mich ist diese Schlußfolgerung nicht unbedingt zwingend. Es mag solche Fälle geben, aber es könnte auch Fälle geben, die von Anfang an zur Etappenlavage geeignet sind und wieder andere, bei denen die Dauerspülung länger als 1−2 Tage fortgeführt werden muß.

Hamelmann/Kiel: Das hängt sicher auch davon ab, ob man die Infektionsquelle chirurgisch versorgen kann oder nicht, ich glaube, das ist ganz wesentlich für diese Entscheidung.

Schwemmle/Gießen: Eine Frage zur Qualität der Spülflüssigkeit: Werden immer hyperosmolare Lösungen verwendet?

Pichlmayr/Hannover: Wir verwenden sie nicht. Den Effekt, daß mehr herauskommt als man hineinspült, sehen wir auch bei der gewöhnlichen

Kochsalzlösung gelegentlich, weil eben das Peritoneum bei der Peritonitis viel sezernieren kann oder sich bei einer Leberzirrhose Aszites bildet. Dieser Effekt ist wahrscheinlich nicht nur hyperosmolar bedingt. Wir verwenden normale Spülflüssigkeit.

Hamelmann/Kiel: In der Literatur werden alle Spüllösungen angegeben, Kochsalz- oder Ringer-Lösung, hyperosmolare Lösung, wobei es die Frage ist, ob bei der offenen Spülung die Hyperosmolarität überhaupt eine Rolle spielt.

Farthmann/Freiburg: Es kommt sicher auf die Situation an, in der man mit der Spülung beginnt. Wir sehen ja nicht jede Peritonitis 24 oder vielleicht 6 h nach ihrem Beginn. Wir haben bis jetzt die gleichen Substanzen verwendet, wie sie für die Peritonealdialyse gebräuchlich sind und haben sie nach Bedarf variiert. Wenn wir den Eindruck hatten, daß die Ödembildung zunahm, haben wir auch gegen Wasser dialysiert oder auch gegen eine Hyperkaliämie.

Beger/Ulm: Die Verwendung der Kochsalzlösung ist eine gute Methode, falls keine Niereninsuffizienz besteht. Besteht eine solche, ist also gleichzeitig eine Dialysewirkung erwünscht, so ist die hyperosmolare Lösung sehr sinnvoll. Wir sind ja gezwungen, bei Niereninsuffizienz mit Hyperkaliämie das Kalium aus der Lösung herauszunehmen, und haben dann schon eine hyperosmolare Lösung.

Büchermann/Köln: Eine einfache chirurgische Frage: Wenn bereits vor der Operation klar ist, daß es sich um eine diffuse Peritonitis handelt, sollte dann nicht der Zugang im Sinne einer queren Laparotomie gewählt werden? Die Spannungsverhältnisse im Abdomen wären dann leichter zu handhaben, und die Wunden heilen besser ab.

Hamelmann/Kiel: Auch ich befürworte die quere Laparotomie, deren Hauptvorteil darin besteht, daß sie weniger Platzbäuche produziert, als die Längsinzisionen. Aber das spielt bei der Frage der Spülung nicht die wichtigste Rolle.

Welter/Nürtingen (früher Altona): Aus meinen Erfahrungen als Anästhesist bei der Etappenlavage möchte ich noch ergänzen, daß es sich sehr günstig auswirkt, wenn diese Patienten eine kontinuierliche Periduralanästhesie haben, wie das auch Herr Peiper berichtet hat. Man kann bei diesen Patienten, obwohl der Bauch nicht endgültig verschlossen ist, nicht nur kontrolliert beatmen, sondern auch mit einer assistierten Beatmung oder mit IMV („intermittent mandatory ventilation") beginnen. Man hat einen kooperativen Patienten und benötigt keine Dauernarkose. Wir haben bei einem Intervall von 24 oder 48 h der geplanten Relaparotomie noch auf der Intensivstation eine Periduralanästhesie gegeben, so daß der Bauchbereich schon analgesiert war und der Patient nur noch sediert und zusätzlich relaxiert werden mußte. Damit waren die anesthesiologischen Belastungen für die Relaparotomie sehr gering. Als Zweites sollte man nochmals auf den sympathikolytischen Effekt dieser Maßnahme hinweisen. Es wurde heute gefragt: Wann kommt der Darm wieder in Gang? Gerade durch die Periduralanästhesie und ihren günstigen sympathikolytischen Effekt kommt die Darmmotilität früher in Gang zur Freude nicht nur des Anästhesisten, sondern auch des Chirurgen, während alle anderen Medikamente zur Darmanregung sich nicht so günstig auswirken. Als Gegenargument wird zuweilen gebracht: Ist es nicht eine Gefahr bei einem septischen Patienten einen Periduralkatheter einzulegen? Wenn man aber die Vorteile bedenkt, sollte man dazu ja sagen, genau so wie man beim septischen Patienten auch einen HZV-Katheter einlegen sollte. Das geringe Risiko sollte man eingehen, denn man kann diese Patienten mit schwerer Peritonitis und unklaren Volumenverhältnissen nur exakt bilanzieren, wenn man das HZV und den pulmonalen Druck mißt. Zusätzlich ist zu fordern, daß bei beginnender Niereninsuffizienz auch der pulmonale Kapillardruck zu messen ist. Man gibt zuerst mehr Volumen, muß sich dann aber frühzeitig zur arteriovenösen Hämofiltration entschließen. Wenn es der Vorteil der Etappenlavage ist, daß man sie in jedem Krankenhaus durchführen kann, sollte man ergänzen, daß diese arteriovenöse Hämofiltration ebenfalls in jedem kleinen Krankenhaus möglich ist.

Hamelmann/Kiel: Ich danke Ihnen für diese wertvollen Hinweise. Man kann dem aus chirurgischer Sicht nur zustimmen, besonders auch zur Periduralanästhesie, die eine wesentliche Hilfe beim Peritonitiskranken ist.

Pichlmayr/Hannover: Ich muß das mit der HZV-Messung und dem Lungenarteriendruck etc. etwas einschränken; man braucht das nur bei den schwersten Patienten. Aber wir haben 2 Kranke gerade an einer septischen Thrombose verloren. Wir versuchen jetzt, diese intensiven Meßmethoden spätestens nach 2−3 Tagen wieder zu beenden, wenn es dem Patienten etwas besser geht. Die Periduralkatheterinfektion fürchten wir sehr, viel weniger als die Infektion über den Swan-Ganz-Katheter, wenn häufiger gemessen wird. Beim septischen Patienten ist, wenn er offen gespült wird, doch die ganze Umgebung kontaminiert.

Wiemers/Freiburg: Den Swan-Ganz-Katheter verwenden wir gezielt, nicht routinemäßig − aber gezielt in Einzelfällen liefert er tatsächlich ein außerordentlich wertvolles Kriterium für unsere weiteren Entscheidungen, insbesondere bei der Infusionstherapie und in den Fällen, wo der Blutdruck nicht recht ansteigen will und man nicht sicher weiß, liegt hier wirklich eine Hypovolämie vor oder nicht. Zum Periduralkatheter: Es ist ein bißchen schwierig, ihn nachträglich einzulegen. Wir verwenden die zusätzliche Periduralanästhesie zunehmend häufiger bei großen Abdominaleingriffen, aber sie bei einem offenen Bauch noch nachträglich anzulegen, ist aus technischen Gründen nicht so ganz einfach. Die Vorteile scheinen mir überzeugend, aber man müßte sie noch durch systematische Untersuchungen untermauern und beweisen. Ich habe mir vorgenommen, das mit Herrn Farthmann künftig sehr ausgiebig zu diskutieren.

Largiadèr/Zürich: Auf einem Dia habe ich gesehen, daß man den Pulmonal-arterienkatheter auch für Infusionen gebrauchen kann, evtl. auch für hypertone Infusionen?

Peiper/Göttingen: In wirklichen Notsituationen, gerade bei beginnender Niereninsuffizienz, kann man auf diese Weise hochprozentige Lösungen infundieren, aber nur in Ausnahmesituationen. Die Regel ist das nicht.

Hamelmann/Kiel: Welche Erfahrungen bestehen mit dem Kramer-Filter? Ist es in allen Fällen einer Peritonitis zu empfehlen? Generell zur Intensivüberwachung?

Peiper/Göttingen: Ja, man kann ihn schon frühzeitig, fast prophylaktisch anwenden, wenn ein Nierenversagen sich anbahnt. Er ist eben nicht personal- und apparateintensiv und ist auf einer chirurgischen Station gut anwendbar.

Largiadèr/Zürich: Das möchte ich sehr bestätigen, es ist zweifellos einer der ganz großen Fortschritte der letzten Zeit.

Hamelmann/Kiel: Eine Frage wurde noch nicht angesprochen: Wann soll man mit der künstlichen Beatmung beginnen, wie weit ist sie notwendig, wie weit ist sie reversibel, wenn sie einmal eingeleitet wurde?

Peiper/Göttingen: Darauf kann nur ein Anästhesist kompetent antworten. Sicher sollte man sie viel frühzeitiger anwenden, als man früher geglaubt hat. Die Fälle, von denen wir heute gesprochen haben, sind ja alle sehr schwer und doch praktisch alle in der Akutphase intubiert.

Farthmann/Freiburg: Wir müssen bei Peritonitiskranken sehr genau über den Beatmungsmodus nachdenken. Denn die Peritonitis ist ja eine Allgemeinerkrankung und es existieren noch nicht genügend Daten über die Beeinflussung der peritonealen Clearance durch den Beatmungstyp. Man kann sich vorstellen, daß unter diesem Aspekt ein PEEP günstig sein könnte, aber insgesamt sprechen die Daten mehr dafür, daß man mit einer Kombination von Periduralanästhesie und MIV besser fährt. Dies ist ein Areal, in dem wir noch sehr viel Daten sammeln müssen, denn es geht ja nicht nur darum, den jeweiligen Prozeß zu behandeln, sondern auch den Nachschub aus dem Bauchraum zu unterbinden, der zur allgemeinen Organschädigung führt.

Schwemmle/Gießen: Nochmals zur Antibiotikabehandlung der Peritonitis: Ich habe auf meinem Dia neben dem Lincomycin und Clindamycin noch eine ganze Reihe anderer Antibiotika aufgeführt. Von diesen beiden Medikamenten Lincomycin und Clindamycin werden aber nach der Literatur 80% der Fälle von pseudomembranöser Kolitis ausgelöst. Deswegen meine ich, daß man diese gefährlichen Medikamente durch das genau so gut wirksame Metronidazol ersetzen sollte. Ich will gar nicht abstreiten, daß es Fälle geben wird, wo man trotzdem auf das Clindamycin zurückgreifen muß. Wenn man Penicillinpräparate nicht verwenden kann, oder wenn die Erreger resistent geworden sind, müssen bei der Peritonitis auch Aminoglykoside eingesetzt werden. Nur sollte man immer mit den weniger toxischen Substanzen beginnen.

Hamelmann/Kiel: Das ist sicher sehr wichtig. Wertvolle Hilfen gibt uns auch das Antibiogramm, und es erleichtert uns die Auswahl der Antibiotika. Gibt es noch Fragen zur Spülflüssigkeit? Wer verwendet Antibiotika in der Spülflüssigkeit zusätzlich zur parenteralen Applikation?

Wesch/Mannheim: Noch eine Anmerkung zum Taurolin, das wir seit 1976 in Mannheim einsetzen, nicht bei allen Fällen, aber bei den ganz schweren diffusen Peritonitiden. Zum Wirkungsmechanismus ist inzwischen klar, daß es das Endotoxin neutralisiert. Im übrigen sind wir die einzige Arbeitsgruppe, die gehäuft postoperative Pneumonien gesehen hat. Wir sind uns inzwischen darüber einig, daß dies daran lag, daß die Dosierung nicht ausreichend hoch gewählt wurde. Wir verabreichen inzwischen bis zu 30 g/Tag und sehen damit recht gute Erfolge.

Hamelmann/Kiel: Sie verwenden also weiter das Taurolin zur sozusagen antiseptischen Spülung?

Wesch/Mannheim: Ja, wir verwenden es weiter.

Hamelmann/Kiel: Man weiß nie, wann bei einem Mittel toxische Nebenwirkungen entdeckt werden; das trifft für die Antibiotika genauso zu wie für Antiseptika und deshalb sollte man generell zur Vorsicht raten. Aus diesem Grund spülen wohl die meisten Kollegen, und so wird es auch in der Literatur angegeben, nur mit Ringer- oder Kochsalzlösung.

Damit sind wir am Ende unseres Rundtischgesprächs. Ich danke allen Teilnehmern, v. a. auch den Rednern aus dem Auditorium und ich freue mich, daß wir zu einem weitgehenden Konsens gekommen sind.

Sachverzeichnis

Indikation zur Operation

Herausgeber: **G. Heberer, L. Schweiberer**

Mit Beiträgen von zahlreichen Wissenschaftlern

2., neubearbeitete und erweiterte Auflage. 1981. 437 Abbildungen in 633 Einzeldarstellungen, 252 Tabellen. XXIII, 1053 Seiten
Gebunden DM 428,–
ISBN 3-540-10385-6

Hygieneanforderungen an Operationsabteilungen

Herausgeber: **G. Hierholzer, E. Ludolph, F. Watermann**

1982. 36 Abbildungen. X, 94 Seiten
DM 48,–
ISBN 3-540-11086-0

Operationstechnik und technische Hilfsmittel in der Chirurgie

Vorträge, die anläßlich der 146. Tagung der Vereinigung Niederrheinisch-Westfälischer Chirurgen vom 27. bis 29.9. 1979 in Münster/Westfalen gehalten wurden

Herausgeber: **H. Bünte, R.-D. Keferstein**

1981. 183 Abbildungen, 85 Tabellen. XVI, 302 Seiten
DM 130,–
ISBN 3-540-10450-X

Moderne Nahtmaterialien und Nahttechniken in der Chirurgie

Ergebnisse der experimentellen Forschung und klinischen Anwendung

Herausgeber: **A. Thiede, H. Hamelmann**

1982. 280 Abbildungen. XIV, 431 Seiten
Gebunden DM 148,–
ISBN 3-540-11798-9

Chirurgie der Infektionen

Herausgeber: **W. Schmitt, S. Kiene**

2., überarbeitete und erweiterte Auflage. 1981. 561 zum Teil farbige Abbildungen, 63 Tabellen. 648 Seiten
Gebunden DM 238,–
ISBN 3-540-10644-8
Vertriebsrechte für die sozialistischen Länder: Barth Verlag, Leipzig

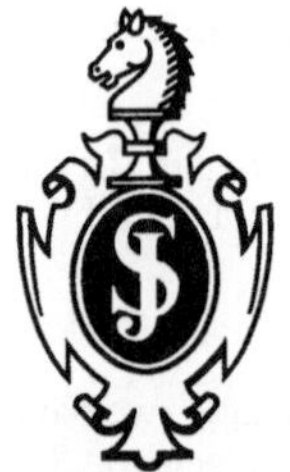

Springer-Verlag
Berlin
Heidelberg
New York
Tokyo